MONOGRAPHIE

DES THERMES DE WEISSEMBOURG.

MONOGRAPHIE

DES THERMES

DE WEISSEMBOURG

(SUISSE)

Par J.-P. POINTE,

CHEVALIER DE L'ORDRE IMPÉRIAL DE LA LÉGION D'HONNEUR,

Docteur en Médecine,
Membre honoraire de la Société de Médecine de Lyon,
Professeur de Médecine clinique à l'Ecole de Médecine de la même ville,
Correspondant de l'Académie de Médecine de Paris; de l'Académie royale des Sciences de Turin; de la Société des Sciences, Agriculture et Arts de Strasbourg; des Sociétés de Médecine de Montpellier, Marseille, Toulouse, Bordeaux, Genève, Stockholm, la Nouvelle-Orléans, etc., etc.

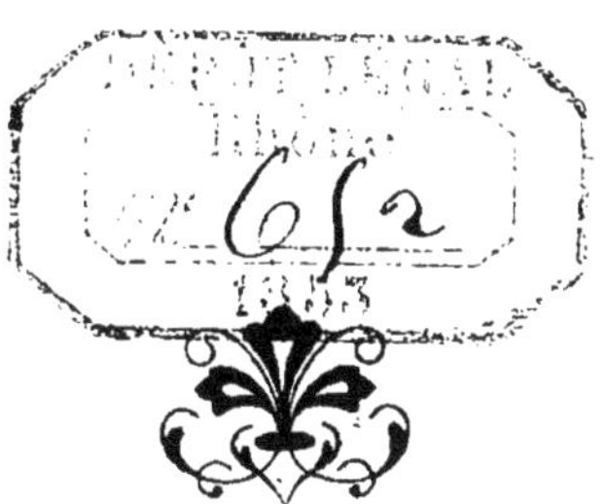

LYON.

IMPRIMERIE TYPOGRAPHIQUE ET LITHOGRAPHIQUE
DE LOUIS PERRIN,

1853.

OUVRAGES DU MÊME AUTEUR.

Observations sur les maladies auxquelles sont sujets les ouvriers employés à la manufacture des tabacs de Lyon. Brochure in-8. — *Lyon*, 1828.

Précis des faits de médecine pratique les plus remarquables qui ont été observés dans l'une des divisions de l'Hôtel-Dieu de Lyon, depuis le commencement de l'année 1820 jusqu'au 1er mars 1832. Brochure in-8. — *Lyon*, 1832.

Annotations de médecine, pour servir à l'histoire des maladies mentales. — *Lyon*, 1834.

Recherches sur les accidents produits par l'usage des préparations de charcuterie avariées. Brochure in-8. — *Lyon*, 1835.

Del grippe che percose la Francia nel 1837, studiato durante il suo passaggio per Lione da Pointe. (Traduzione con annotazioni del dott. coll. Bonino). *Torino*, 1839.

Histoire topographique et médicale du grand Hôtel-Dieu de Lyon, dans laquelle sont traitées la plupart des questions qui se rattachent à l'organisation des hôpitaux en général. 1 vol. grand in-8. — *Lyon*, 1842.

Loisirs médicaux et littéraires, recueil d'éloges historiques, de relations médicales, de voyages, d'annotations diverses, etc. ; documents pour servir à l'histoire de Lyon. 1 vol. in-8. — *Lyon*, 1844.

Notice biographique sur Jean-Baptiste Lanoix. Brochure in-8.—*Lyon*, 1845.

Hygiène des colléges, comprenant l'histoire médicale du Collége royal de Lyon. 1 vol. in-8.—*Lyon*, 1846.

Traitement médical des douleurs produites par les calculs vésicaux ; efficacité des extraits combinés d'opium et de belladone dans ce traitement. Brochure in-8. — *Paris*, 1849.

Considérations générales sur l'enseignement clinique. Discours prononcé à l'ouverture du cours de clinique médicale, le 15 novembre 1849. Brochure in-8.— *Lyon*, 1850.

A Monsieur

Le Docteur Lombard (de Genève).

Monsieur & savant Confrère,

Lorsqu'une circonstance fortuite m'eut fait penser que les Eaux de Weissembourg devaient être un intéressant et utile sujet d'étude, c'est à vous, d'abord, que je m'adressai pour fixer mon opinion sur ce point, et c'est par suite des renseignements que vous voulûtes bien me donner avec tant d'obligeance, que je me décidai à entreprendre ce travail. Permettez-moi de vous en dédier le résultat. Je serais heureux que vous voulussiez bien y voir un témoignage de la considération que vos talents vous ont acquise parmi nous aussi bien que dans votre patrie, et de l'affection personnelle que je m'honore de vous porter.

Votre dévoué Confrère,

Pointe, Dr-M.

PRÉFACE.

Les eaux minérales naturelles comptent au nombre des moyens de guérison les plus puissants que la nature ait mis à la disposition des médecins, et il serait difficile de faire connaître tous les services qu'elles ont rendus et qu'elles rendent chaque jour. Malheureusement les établissements consacrés à leur administration laissent encore beaucoup à désirer; il serait à souhaiter qu'ils fussent l'objet d'une plus grande sollicitude de la part du Gouvernement, qui seul est assez puissant pour les réglementer d'une manière générale et pour subvenir aux dépenses très élevées des travaux dont ils auraient besoin (1).

---

(1) L'appel que je fais à l'intervention de l'Etat ne m'empêche pas de reconnaître tout ce qu'il a déjà fait pour ces

De plus, l'administration particulière d'un assez grand nombre d'entre eux devrait être plus philanthropique et moins industrielle; enfin, je voudrais que les médecins chargés d'en diriger le service médical s'attachassent davantage à établir la valeur thérapeutique du traitement qu'ils appliquent, par des études cliniques sévères et consciencieuses. Ces travaux pratiques seraient plus utiles que ces myriades de notices louan-

---

établissements, auxquels il a depuis quelques années attaché des médecins avantageusement connus par leur savoir et bien capables de diriger les malades dans leur traitement : c'était un des premiers et des plus importants services qu'il pouvait leur rendre. Il a donné une autre preuve, non moins importante, de sa sollicitude pour les malades, en exigeant de MM. les médecins inspecteurs, des rapports médicaux qu'il a soumis à l'Académie impériale de médecine en la chargeant de les examiner et d'en tirer des conclusions dans l'intérêt de ces établissements. En 1849 et 1850, quatre-vingt sept rapports ont été ainsi transmis à l'Académie de médecine par M. le Ministre de l'Agriculture et du Commerce. (Voyez Rapport sur le Service médical des Etablissements thermaux, pour les années 1849 et 1850, fait au nom de la Commission des eaux minérales et lu à l'Académie de médecine le 30 décembre 1851 par le docteur Patissier, membre de l'Académie. *Paris*, 1852.)

geuses qu'ils publient tous les ans, dans l'intérêt financier des propriétaires de ces eaux.

J'espère que l'on ne confondra pas ce livre avec ceux que je viens de stigmatiser, livres dans lesquels l'industrialisme l'emporte trop souvent sur la science. Etranger, par ma position, aux eaux de Weissembourg, c'est uniquement l'espoir d'être utile qui m'a déterminé à publier cette *Monographie.*

Nul ne peut avoir la prétention de faire un travail définitif sur un établissement thermal ; les eaux minérales dépendent trop intimement des influences géologiques et météorologiques, leur effet sur la constitution est trop profondément modifié par les différences de l'idiosyncrasie de chacun, pour que les avantages que l'on peut en retirer ne soient pas soumis à des variations lentes, mais incessantes. Un auteur ne doit donc avoir d'autre espérance, quand il se livre à de nouvelles études sur une eau minérale, que d'ajouter quelques idées neuves à celles qui existaient déjà, de rectifier quelques-unes de celles qui sont admises depuis longtemps, ou enfin de porter à la connaissance des malades qui les ignoraient, des eaux qui peuvent leur être utiles.

Mon but, aujourd'hui, est d'appeler l'attention sur un établissement thermal qui, très renommé dans le pays où il se trouve, mérite d'être connu à l'étranger, et particulièrement dans les villes où les maladies qui pourraient y être traitées avec avantage, sont nombreuses et fréquentes.

J'accompagnerai ce travail de quelques réflexions sur l'organisation des établissements consacrés à l'administration des eaux minérales.

Dans les ouvrages publiés jusqu'à ce jour sur ce sujet, je crois que l'on s'est occupé trop exclusivement des eaux elles-mêmes ; on aurait dû tenir plus de compte des conditions hygiéniques au milieu desquelles vivent les malades : cette manière de faire aurait conduit à se rendre un compte plus vrai de la manière d'agir du traitement suivi dans chaque établissement, et par conséquent à pouvoir en étendre l'usage thérapeutique à un plus grand nombre de maladies : c'est dans cet esprit que j'ai conçu et exécuté cet Ouvrage.

INTRODUCTION.

Le bruit des guérisons qui s'opèrent aux eaux minérales de Weissembourg ayant depuis longtemps attiré mon attention, j'attendais avec impatience une occasion favorable de faire ce voyage et de visiter cet établissement, afin d'apprécier par moi-même la valeur thérapeutique de ces eaux naguère encore très peu connues en France. Parmi les nombreuses maladies au traitement desquelles on les applique avec succès, il faut compter au premier rang les affections catarrhales et les phthisies pulmonaires : or ces maladies sont très communes dans plusieurs de nos grandes villes, et particulièrement à Lyon ; et les eaux minérales auxquelles on peut s'adresser pour leur guérison, sont rares. Nous n'avons guère que celles du Mont-d'Or (Puy-de-Dôme) et de Bonnes (Basses-Pyrénées) en France, celles d'Ems en Allemagne, qui jouissent d'une réputation méritée; et encore ces trois établissements laissent-ils beaucoup à désirer. Les eaux de Weissembourg, inconnues, pour ainsi dire, à Lyon, sont très fréquentées par les Suisses et jouissent chez nos voisins d'une grande confiance. Je pense qu'elles pourraient devenir une ressource précieuse pour nos malades; et, à ce point de vue, j'ai cru faire une œuvre utile en exécutant ce voyage, et en donnant quelque publicité aux observations qu'il m'a été donné d'y recueillir.

Mais, avant d'entrer en matière, une objection se présente, et il est important de la résoudre.

Si ces eaux ont une efficacité réelle dans le traitement de maladies si communes et si graves, d'où vient que leur réputation est si peu répandue en France? Aux yeux de beaucoup de nos compatriotes, c'est contre elles une présomption des plus défavorables : notre vanité nationale n'admet pas sans effort que ce que nous ne connaissons pas vaille la peine d'être connu, et nous prenons volontiers l'ignorance où nous sommes d'un fait pour une raison d'en douter. J'ajoute, pour être juste, qu'il faut en effet se défier des faits nouveaux, surtout en médecine ; et, dans le cas qui nous occupe, il y a lieu de rechercher si la réputation dont les eaux de Weissembourg jouissent en Suisse n'est pas une réputation mensongère, entretenue à la fois par le patriotisme suisse et par le charlatanisme des personnes intéressées à leur succès.

La réponse à cette objection découle des faits mêmes. Les eaux de Weissembourg sont très fréquentées par les Suisses, parce qu'elles sont fortement recommandées par les médecins de ce pays qui jouissent du renom mérité de bons praticiens ; les malades guéris propagent de proche en proche la réputation du remède dont ils se sont bien trouvés : si cette réputation ne se répand pas à l'étranger, c'est que l'établissement, tel qu'il est, suffisant à peine au concours des malades nationaux qui s'y pressent, on ne fait rien pour donner à ce succès une extension dont personne n'éprouve le besoin ; enfin, M. le docteur Muller, qui le dirige avec un de ses frères, est un homme dont la modestie égale le mérite, et incapable d'avoir recours à la réclame pour attirer à lui une confiance qui vient d'elle-même le trouver. De là ce fait étrange, que cet établissement, un des plus importants de ce genre, est un de ceux sur lesquels on a le moins écrit d'articles de journaux, de notices, de brochures laudatives, et même sur lesquels les auteurs d'ouvrages spéciaux relatifs aux eaux minérales se sont le moins étendus. Alibert, dans son *Précis historique sur les eaux minérales les plus usitées en médecine*, n'en parle pas; et Mérat et Delens, dans leur *Dictionnaire universel de matière médicale et de thérapeutique générale*, en six volumes, ne leur consacrent que huit lignes. Mais ce silence n'empêche pas que les malades affluent à Weissembourg; il explique seulement pourquoi, parmi ces malades, il y a proportionnellement tant de Suisses et si peu d'étrangers, en particulier si peu de Français.

Trouvant le moment opportun, je partis le 9 juillet 1850, et je commençai immédiatement mes investigations, en m'enquérant auprès des médecins des localités intermédiaires de ce qu'il y avait de vrai dans les renseignements que l'on m'avait déjà donnés sur les eaux de Weissembourg. Je reçus ainsi, de plusieurs praticiens distingués, des réponses favorables à leur efficacité : à Genève, de MM. les docteurs Lombard, Bizot et d'Epine; et à Coppet, de M. le docteur Mercier. Arrivé au village le 12, un chemin praticable seulement à pied, en litière ou à cheval, me conduisit en une demi-heure à la première maison des Bains. Grâce à mon titre de médecin, je trouvai bon gîte et bon accueil auprès de M. le docteur Muller, quoique son établissement fût encombré de malades, et que bon nombre qui arrivaient journellement fussent dans l'impossibilité d'y trouver place, et obligés d'attendre dans un hôtel du voisinage ou de rebrousser chemin.

Je n'ai pu passer que peu de jours dans cet établissement; mais, pendant ce court laps de temps, j'ai été dirigé dans mes investigations par MM. Muller, et j'ai vécu au milieu des malades, au nombre desquels se trouvaient trois médecins. C'est ainsi que j'ai étudié l'organisation de ces thermes : j'ai observé, j'ai interrogé et pris des notes; c'est avec ces documents, et aidé par la lecture de quelques ouvrages, particulièrement de ceux de M. le docteur Jonquière (1) et de M. le docteur Fellemberg, professeur de chimie à l'Académie de Lausanne, que j'écris cette Monographie.

L'usage médicinal de l'eau thermale de Weissembourg date au moins du commencement du XVIIe siècle, plusieurs documents le prouvent : ainsi, la pierre de clôture du premier réservoir connu de l'eau qui provient de cette source, porte le millésime de 1604. Il est fait

---

(1) Essai sur l'action thérapeutique et le mode d'administration des eaux de Weissembourg, par le docteur J.-D. Jonquière (Méd. et chir. de 1re classe). Traduit de l'allemand. *Berne*, 1849.

mention de ces thermes dans les strophes d'un poème de Rebmann. Il existe un poème spécial, en l'honneur des bains chauds et de l'eau minérale amenée à Weissembourg, qu'a cité Haller dans ses Chroniques suisses (1). Enfin, l'on assure avoir trouvé dans le village des débris d'anciennes baignoires, sous les fondements d'une maison appelée encore aujourd'hui *la maison des Bains*.

Pour arriver à bien connaître la valeur thérapeutique d'une eau minérale quelconque, il faut 1° étudier topographiquement l'établissement où elle se trouve, 2° faire connaître les maladies dans le traitement desquelles elles sont ordinairement employées avec succès, 3° exposer leur mode d'administration, 4° enfin élucider leur manière d'agir dans ce traitement : telle sera la division de ce travail.

---

(1) Première partie, page 499.

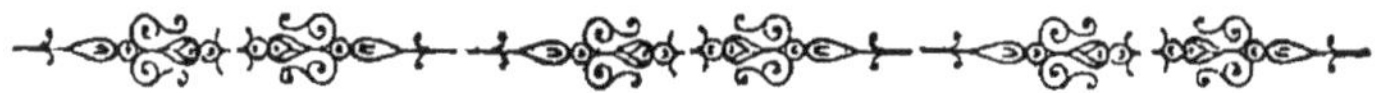

MONOGRAPHIE

DES

THERMES DE WEISSEMBOURG

(SUISSE).

PREMIÈRE PARTIE.

DESCRIPTION DE L'ÉTABLISSEMENT.

Situation. — Le village de Weissembourg, situé dans la partie méridionale du canton de Berne, est à mille mètres environ au-dessus du niveau de la mer, sous 5° 1' 17" de longitude, à 46° 40' de latitude ; à vingt kilomètres de distance de Thoun, quarante-huit de Berne, cent soixante-treize de Genève, et deux cent soixante de Lyon. Ces deux cent soixante kilomètres peuvent être franchis en deux jours et quelques heures, partie en bonnes diligences et partie en bateaux à vapeur : ce trajet de Lyon à Weissembourg, et le retour par des chemins différents, forment l'un des plus agréables voyages qu'il soit possible d'exécuter.

L'établissement thermal occupe une gorge étroite et profonde creusée entre des rochers par le torrent de Buntschibach, qui roule ses eaux avec fracas à travers d'énormes blocs de pierre, et se jette dans la Simme, tout près du village de Weissembourg. Ces rochers escarpés, souvent taillés à pic de deux à trois cents mètres d'élévation, sont couverts de sapins qui entretiennent une verdure constante. Malgré l'aspect sauvage de ces lieux, l'art est parvenu à en faire une résidence qui n'est pas sans charmes : on peut assez facilement les parcourir dans tous les sens, arriver de la source au village, et des bords du torrent au sommet des montagnes par d'étroits chemins assez heureusement tracés au milieu des rochers. On trouve le long de ces sentiers des bancs, des lieux de repos où les heures s'écoulent rapidement dans la contemplation de ces points de vue ravissants que l'on ne rencontre qu'en Suisse. Arrivé sur les hauteurs, des chalets disséminés au milieu des prairies offrent aux promeneurs des abris et du lait. Mais là ne se bornent pas toutes les promenades dont les étrangers peuvent jouir; au-delà, et à de courtes distances, ils trouvent les sites les plus pittoresques, des torrents, une cascade qui n'a pas moins de trois cents pieds, les ruines du vieux château des barons de Weissembourg, des cavernes, des grottes qui renferment les plus belles stalactites, etc.

Nous devons mentionner encore que cette eau minérale n'est pas la seule que l'on rencontre dans le canton de Berne; il y en a plusieurs autres qui méritent d'être connues : les principales sont celles du Gurnigel, de Blumenstein, Frutigen, Turbach et Staubbach. Au point de vue thérapeutique, le voisinage de ces sources est avantageux; il permet, dans certains cas, de prescrire l'usage combiné de plusieurs de ces eaux, méthode souvent employée aujourd'hui.

Météorologie. — L'hiver est ordinairement assez rude dans ce pays de montagnes, mais l'on ne prend pas ces eaux pendant cette époque rigoureuse de l'année; je ne dois donc m'occuper que des phénomènes météorologiques qui s'y présentent pendant la saison des bains, c'est-à-dire depuis le commencement de juin jusqu'à la fin de septembre : or, ces phénomènes sont différents suivant qu'on les étudie dans la gorge ou sur les hauteurs. Les hauteurs n'étant visitées que quand le temps le permet, et M. le docteur Muller défendant expressément ces excursions dans toute autre circonstance, les mauvaises conditions d'hygiène qu'elles présentent parfois peuvent ne pas être prises en grande considération. Mes investigations porteront donc essentiellement sur les dispositions topographiques qu'offre le ravin qui est le séjour habituel des malades, et où se trouvent les fontaines et les maisons d'habitation.

L'air que l'on respire dans cette gorge, malgré beaucoup de variations, est généralement chaud, humide et balsamique.

La température y est souvent variable; un soleil brillant, la pluie, la neige même s'y succèdent quelquefois avec assez de rapidité; les matinées y sont souvent fraîches, mais les soirées agréables.

Quand le temps est pluvieux, le baromètre descend assez vite : on l'a vu en quelques moments arriver ainsi de 25° à 4°; mais il ne reste ordinairement que quelques heures aussi bas.

La note météorologique suivante m'a été communiquée par l'un des médecins qui prenaient les eaux :

1850, *Juillet.* — *Thermomètre de Réaumur.*

Le 8 juillet,	à 5 heures du matin,	8°.	Jour de pluie.
	à 9 — —	9°.	
	à midi,	10°.	
	à 6 heures du soir,	9°.	
	à 9 — —	8°.	

	à 5 heures du matin,	7°.	
	à 9 — —	8°.	
Le 9 juillet,	à midi,	10°.	Jour de pluie.
	à 6 heures du soir,	9°.	
	à 9 heures du soir,	7°.	
	à 5 — du matin,	5°.	
	à 9 — —	6°.	
Le 10 juillet,	à midi,	8°.	Jour de pluie.
	à 6 heures du soir,	6°.	
	à 9 — —	5°.	
	à 5 heures du matin,	5°.	
	à 9 — —	6°.	
Le 11 juillet,	à midi,	8°.	Jour de pluie.
	à 6 heures du soir,	5°.	
	à 9 — —	4° 1/2	
	à 5 heures du matin,	4° 12	
	à 9 — —	10°.	
Le 12 juillet,	à midi,	14°.	Beau.
	à 6 heures du soir,	11°.	
	à 9 heures du soir,	6°.	
	à 5 — du matin,	4° 1/2	
	à 9 — —	11°.	
Le 13 juillet,	à midi,	15° 1/2	Beau.
	à 6 heures du soir,	8°.	
	à 9 — —	7°.	
	à 5 heures du matin,	7° 1/2	
	à 9 — —	15°.	
Le 14 juillet,	à midi,	18°.	Beau.
	à 6 heures du soir,	15°.	
	à 9 — —	13°.	

Le 15 juillet,	à 5 heures du matin,	11°.	
	à 9 — —	16°.	
	à midi,	20°.	Beau.
	à 6 heures du soir,	14°.	Pluie d'orage.
	à 9 — —	13°.	

Température de l'eau du torrent, 7°.

Si les pluies durent, les eaux tombent en cascades à travers les rochers, rendent l'air humide et frais, et obligent de se vêtir davantage.

En général les vents ne sont pas forts, attendu qu'ils sont souvent brisés par la direction tortueuse du ravin, et ils ne deviennent frais qu'après des pluies d'une certaine durée.

Le soleil ne pénètre que pendant peu d'heures chaque jour dans la partie de la gorge qui correspond aux anciens bains dont nous allons parler; mais aux neufs l'on jouit plus longtemps de sa douce influence, la vallée commençant là à avoir une certaine largeur.

Enfin, l'air de Weissembourg tient en suspension des parfums balsamiques qui lui viennent des arbres résineux des environs.

Source minérale : origine et trajet. — S'il y a quelque utilité à trouver dans un établissement thermal plusieurs sources, de composition, de propriétés et de température différentes, qui permettent de les approprier au traitement d'un plus grand nombre d'états morbides, comme cela se voit à Ems et à Vichy, par exemple ; ceux qui se font remarquer par l'uniformité de composition, de propriétés et de température de leurs eaux, ont aussi leur avantage : il est plus aisé alors d'entourer les malades des conditions hygiéniques que réclame leur état, puisque ces conditions sont les mêmes pour tous ; or, ces avantages se rencontrent à Weissembourg : une source unique, une composition chimique qui n'a pas changé notablement depuis plus d'un siècle, et une température qui se renouvelle à peu près semblable toutes les années.

Je ne rechercherai pas l'origine de cette source minérale au-delà du rocher du Ganterisch : son origine primitive, son mode de formation dans le sein de la terre, comme celui de toutes les eaux de cette espèce, nous sont et nous seront encore longtemps et peut-être toujours inconnus. Ce n'est pas que les savants, depuis quelques mille ans, n'aient beaucoup disserté sur ces questions, mais il reste peu de choses positives et incontestables de leurs profondes élucubrations. Les eaux minérales, en général, ne sont-elles qu'une émanation de la terre qui les produit ? (*Aristote* et *Pline*). Consistent-elles en un produit chimique ou galvano-chimique, résultat de la réaction de certains principes constitutifs du globe les uns sur les autres ? Doivent-elles leur température à la chaleur de la terre ? (*Descartes* et *Brongniard*). Enfin, faut-il, avec *Berzelius* , croire à leur origine volcanique, ou, avec *Keferstein* et le professeur Carras de Dresde, qu'elles sont une sorte de sécrétion analogue à celle des fluides organiques chez les animaux ? Telles sont les principales questions qui ont été tour à tour proposées, soutenues, adoptées et abandonnées, sur l'origine des eaux minérales. Je ne ferai pas perdre un temps précieux à mes lecteurs en les discutant de nouveau ; les livres de science ne sont déjà que trop remplis de systèmes hypothétiques, et je me garderai bien surtout d'en émettre de nouveaux : ce qu'il importe de bien connaître dans l'intérêt de la médecine, et par conséquent dans celui des malades, ce sont les propriétés physiques, chimiques et médicinales de ces eaux.

L'eau minérale de Weissembourg sort de l'un des rochers entre lesquels passe le torrent de Buntschibach, et sur sa rive gauche. Ce rocher fait partie de la montagne du Ganterisch, l'une des plus hautes de la chaîne du Stockhorn.

S'il est vrai, comme le dit Alibert, que les eaux minérales s'altèrent à travers la durée des siècles, on reconnaîtra au moins que la nature a fait beaucoup pour mettre celles de Weissembourg à l'abri de toute espèce d'altération, et que, par conséquent, elles doivent être de celles qui sont le moins susceptibles d'offrir des changements dans leur composition et des variations dans leurs effets : aussi verrons-nous que, quant à leur composition, il n'y a pas une grande différence entre les résultats de l'analyse qui fut faite en 1788 et la dernière qui date de 1846, et que, sous le rapport de leurs propriétés médicinales, nous devons croire qu'elles n'en ont pas changé, puisque leur réputation dans le traitement des mêmes maladies n'a fait que s'accroître. Leur température seule a peut-être changé ; je ne serais pas éloigné de croire qu'elle a été plus élevée qu'elle ne l'est maintenant ; certains documents historiques permettent au moins de le soupçonner. Ainsi nous avons dit que l'on trouvait, dans les anciennes chroniques suisses, des poésies en l'honneur des bains chauds nouvellement établis à Weissembourg ; or, si ces eaux amenées à une pareille distance ont permis d'y établir des bains chauds, il est très probable qu'à leur source elles étaient alors plus chaudes qu'aujourd'hui.

Un bassin en pierres de taille, de quinze pieds de profondeur, de sept pieds de longueur et de deux pieds et demi de largeur, les reçoit à la sortie de cette source et au pied même du rocher.

Du bassin les eaux passent dans des tuyaux de bois de sapin qui les conduisent jusqu'aux bâtiments neufs : dans ce trajet elles alimentent deux fontaines, l'une aux anciens bâtiments et l'autre aux nouveaux; ces conduits, dans ce parcours, longent les rochers de la rive gauche, en restant exposés à l'air. Dans bien des endroits, il eût été difficile de creuser la montagne pour les y enterrer; et, quant au changement de température que cette exposition peut faire éprouver à l'eau minérale, elle ne paraît pas être d'une grande importance dans le traitement.

Le vallon que traversent ces conduits est des plus pittoresques. Du bassin aux anciens bâtiments le chemin est difficile, et sur plusieurs points il faut traverser le torrent à l'aide de porteurs. Il serait facile et convenable de l'améliorer, car cette promenade est une de celles que les étrangers ont le plus envie de visiter, et j'en ai vu de fort désappointés de n'avoir pu aller jusqu'au bassin.

Quant à l'espace qui sépare les anciens bâtiments des neufs, il ne laisse rien à désirer : comme on peut le parcourir en quelques minutes, et qu'en prenant les eaux il convient de faire de l'exercice, beaucoup de malades, dans la même matinée, vont boire alternativement à l'une et à l'autre fontaine. Quand le premier chemin sera restauré, il sera bien d'établir un troisième robinet dans le voisinage de la source; les malades seraient d'autant plus disposés à allonger leur promenade, si leurs forces le leur permettaient, qu'ils trouveraient, en avançant, des eaux toujours plus chaudes.

Propriétés physiques. — La source fournit quarante et quelques litres d'eau par minute; son poids spécifique, à une température atmosphérique de 11° R., est, d'après Brunner, de 1,00326, et d'après Fellenberg à 14° C. de 1,00205. Cette eau est inodore, claire et fade : goûtée avec attention, il semble qu'elle ait une très légère saveur sulfureuse, et cependant l'analyse chimique n'y a jamais démontré la présence du gaz acide hydro-sulfurique; je ferai remarquer que la même observation a été faite à l'occasion des eaux thermales d'Ems en Allemagne, également réputées efficaces dans le traitement des maladies chroniques de l'appareil respiratoire.

Le professeur Fellenberg assure que cette eau se conserve longtemps dans des bouteilles bien fermées, sans former de dépôt; le même chimiste dit cependant aussi qu'elle dépose dans ses tuyaux une matière jaune, blanchâtre et floconneuse. Sa température, à la sortie du bassin, est de 23°; de 22° à la première fontaine, et de 21° à la seconde. Ces chiffres sont susceptibles d'éprouver de légères variations de un à deux degrés ; l'eau est un peu plus chaude à sept heures du matin et à cinq heures du soir. Ces différences s'observent aussi quelquefois à l'occasion de l'élévation ou de l'abaissement de la température de l'atmosphère. Enfin, il arrive parfois qu'elle est un peu plus chaude aux nouveaux bains qu'aux anciens, quoique les premiers soient plus rapprochés de la source, ce qui tient à l'exposition différente de certaines parties de ces conduits aux rayons du soleil.

Composition chimique. — L'analyse des eaux de Weissembourg a été faite plusieurs fois : en 1788, par le pharmacien Morell; en 1824, par le professeur Brunner; en 1846, par le docteur L.-N. de Fellenberg, professeur de chimie à l'Académie de Lausanne. Je vais faire connaître ces deux dernières analyses. — M. de Fellenberg ayant jugé que le professeur Brunner avait fait une analyse très exacte du gaz, n'a pas cru nécessaire de s'en occuper lui-même, de sorte qu'il faut maintenant recourir aux travaux de ces deux savants pour avoir une connaissance complète de toutes les substances dont les chimistes sont parvenus à montrer l'existence dans ces eaux minérales.

Sur un litre et demi de cette eau thermale, M. le docteur Brunner a obtenu les résultats suivants :

Air atmosphérique,	1,7109	pouces cubes.
Oxigène,	0,2737	id.
Acide carbonique,	3,435	id.
Carbonate de chaux,	0,623	id.
Chlorure de magnésium,	0,970	id.
Sulfate de soude,	5,041	id.
Sulfate de magnésie,	3,404	id.
Sulfate de chaux,	29,300	id.
Silice,	0,314	id.
Protoxide de fer,	des traces.	
Oxide de manganèse,	id.	

M. le docteur de Fellenberg a obtenu, sur 10,000 grammes d'eau :

Sulfate de chaux,	10,488	grammes.
Sulfate de magnésie,	3,465	id.
Sulfate de strontiane,	0,142	id.
Sulfate de soude,	0,375	id.
Sulfate de potasse,	0,179	id.
Phosphate de chaux,	0,092	id.
Carbonate de chaux,	0,524	id.
Carbonate de magnésie,	0,398	id.
Chlorure de sodium,	0,069	id.
Silicate de soude,	0,140	id.

Silice,	0,209	grammes.
Oxide de fer,	0,018	id.

Sels de lithine, des traces.

Iodure, id.

Ces analyses ont l'avantage d'avoir été faites non loin de la source, et, pour cette raison, elles doivent inspirer plus de confiance aux praticiens; une eau minérale quelconque, transportée au loin, malgré toutes les précautions que l'on peut prendre, éprouve souvent un commencement de décomposition; elle perd, surtout, une grande partie de ses principes volatils.

Habitations. — Elles se composent de deux groupes de maisons situées le long du ravin. Le plus ancien se trouve à mille mètres environ de la source; il occupe tout l'intervalle qui existe entre la rive droite du torrent et la montagne.

Le second, qui ne date que de peu d'années, est à quatre cents mètres plus bas et sur la rive gauche, dans un endroit où la vallée commence à avoir plus de largeur, ce qui a permis de l'entourer de promenades plus agréables, particulièrement d'un jardin et d'une prairie. Toutes ces maisons sont, en grande partie, en bois de sapin, ainsi que l'on en voit dans toutes les petites villes de cette partie de la Suisse. C'est dans ces maisons que se trouvent distribués assez convenablement les chambres destinées aux étrangers et aux employés, les cabinets de bains, celui des douches, le salon, la salle de billard, les salles à manger, les cuisines, la boulangerie, les galeries des buveurs, les *privés* et autres dépendances. Le mobilier des chambres est simple, mais suffisant. Il est d'usage, dans ces contrées, de garnir les lits, durant toutes les saisons, de couvertures de laine et d'édredons.

M. le docteur Muller habite les anciens bâtiments; son frère, chargé de la direction du matériel, occupe l'une des dernières maisons construites, où il est parfaitement placé pour surveiller et diriger le mouvement des personnes qui arrivent et qui partent à chaque instant.

Personnel. — Les malades et les personnes qui les accompagnent sont logés dans l'établissement : ce n'est que par exception, et en attendant qu'il y ait des places vacantes, que quelques-uns s'établissent dans les hôtels du voisinage. Lorsque j'ai visité Weissembourg, il y avait deux cents individus environ aux anciens bains, et une centaine aux nouveaux : ce total de trois cents malades excède ce que les constructions actuelles peuvent contenir ; de nouveaux bâtiments sont donc devenus nécessaires (1).

---

(1) Depuis que j'ai visité cet établissement, de nouvelles constructions ont été élevées (1852).

Les malades se divisent en trois classes : une partie des anciens bains est consacrée aux pauvres de Berne ; une autre partie est occupée par des personnes qui jouissent d'une certaine aisance ; enfin, des malades généralement plus fortunés sont logés dans les bâtiments neufs. Toutefois cette distinction, souvent inobservée, se fait le plus souvent spontanément, et toujours de manière à ne blesser personne.

Quant aux étrangers bien portants, ils se réduisent à ceux qui sont amenés par les malades eux-mêmes. M. le docteur Muller ne se montre pas désireux d'en recevoir d'autres.

Les principaux employés sont tous membres de la famille Muller. L'ordre qui règne dans ce vaste établissement est remarquable, et je me plais à lui rendre cet hommage, quoiqu'une semblable observation soit en dehors de mon sujet. Le service du nombreux personnel qu'il renferme se fait bien et sans bruit ; on n'entend jamais donner un ordre, et tout s'y exécute à propos : c'est qu'il n'y a, à Weissembourg, qu'un chef ; c'est que ce chef, médecin, préside à tout.

Régime. — Il est réglé par M. le docteur Muller, et approprié aux besoins de tous. Il y a quatre tables, trois dans les anciens bâtiments, et une dans les nouveaux. Les malades qui ne peuvent pas s'accommoder du régime destiné au plus grand nombre sont servis de la manière qui leur convient, ou à l'une des tables communes, ou dans leur chambre.

On fait trois repas par jour. Les aliments sont de bonne qualité.

Les bestiaux destinés au service de la cuisine sont abattus dans l'établissement; le pain y est également confectionné.

MM. Muller ne dînent pas avec leurs hôtes, mais ils assistent aux repas.

Amusements. — L'établissement thermal de Weissembourg n'est certainement pas un de ceux où l'on trouve le plus d'amusements : ce ne sont pas les plaisirs, ce n'est ni le *quinze* ni la *roulette* qui y attirent les étrangers ; cependant il est loin d'être complètement dépourvu de sujets de distraction; et s'il était plus fréquenté par les Français, il en aurait probablement davantage.

Quand les malades ne peuvent pas ou ne veulent pas sortir de la maison, ils y trouvent un billard, des cartes, des journaux et des livres. On y fait de la musique, et souvent d'une manière remarquable; parfois même on y danse. Quand le temps est douteux, ils se promènent autour de l'habitation, dans le jardin, dans la prairie. Quelquefois les bergers des environs viennent se livrer sous leurs yeux à divers exercices, et les étonner par leur vigueur et leur agilité : c'est ainsi que Mme de Sévigné nous raconte que de son temps les étrangers avaient le plaisir, à Vichy, *de voir les demoiselles du pays qui venaient avec une flûte, et dansaient la bourrée à la perfection* (1).

---

(1) Correspondance de Madame de Sévigné, Lettre à Madame de Grignan; de Vichy, le 20 mai 1676.

DEUXIÈME PARTIE.

—

MALADIES DANS LE TRAITEMENT DESQUELLES L'ON CONSEILLE L'USAGE DE L'EAU DE WEISSEMBOURG.

I.

Catarrhe pulmonaire chronique, ou bronchite chronique. — Cette maladie est une de celles que l'on traite le plus souvent et avec le plus de succès à Weissembourg. Quand elle est simple et date seulement de quelques mois, elle guérit souvent en une vingtaine de jours. Si elle existe depuis plusieurs années, les malades éprouvent assez promptement un soulagement sensible ; mais ce n'est qu'après un laps de temps plus long que les symptômes disparaissent complètement : deux *cures* peuvent être nécessaires (1). Il est des cas

(1) La cure est de vingt jours.

qui résistent au traitement le mieux dirigé, heureusement ils sont rares; presque toujours les malades sont au moins soulagés. Il est probable que, dans les cas de résistance opiniâtre, il y a eu erreur de diagnostic, et que quelque complication s'est opposée à l'action ordinairement efficace du traitement.

Le collége des médecins de l'hôpital de l'Isle, à Berne, est dans l'usage d'envoyer tous les ans à Weissembourg les malades dont l'état peut être amélioré par l'emploi de ce traitement. Sur quarante-un individus atteints de bronchite chronique qu'il y envoya de 1825 à 1848, sept sont revenus guéris, trente-un sensiblement soulagés, deux n'ont éprouvé aucun effet salutaire, et un en est revenu plus malade qu'il ne l'était lors de son départ. Ces médecins furent, en général, tellement satisfaits des résultats de ce traitement, qu'en 1849 ils élevèrent de vingt à quarante le nombre des malades auxquels ils le prescrivirent (1).

M. le professeur Vogt pense que le traitement de Weissembourg réussit surtout chez les individus atteints de

---

(1) *Essai sur l'action thérapeutique et le mode d'administration des eaux de Weissembourg*, par M. J.-D. Jonquière, page 74.

Cet ouvrage, publié en allemand en 1847, a été traduit en français en 1849. (Berne, imprimerie de Stœmpfli.)

catarrhe chronique très ancien consécutif à un état d'irritation de la muqueuse des bronches, accompagné d'une toux sèche ou d'expectoration peu abondante; chez les jeunes sujets à système nerveux et sanguin très mobile, et chez les individus d'un âge moyen, mais faibles, délicats, très prédisposés à la bronchite, et qui, une fois atteints de cette affection, ont la plus grande peine à s'en débarrasser. Le même auteur a remarqué que, chez les vieillards, la plupart des catarrhes chroniques avec atonie et expectoration de crachats muqueux abondants, restaient stationnaires ou étaient aggravés par la cure.

Il est impossible, disent les médecins qui ont expérimenté cette médication, de préciser le nombre d'années qui pourrait être considéré comme l'extrême limite après laquelle il n'y aurait plus de soulagement à espérer : ce terme varie suivant les individus. L'un de ces praticiens remarque que les malades les plus réfractaires sont en général les malades phlegmatiques, torpides ou anémiques, qui expectorent habituellement des crachats muqueux très abondants.

Ce travail était en voie de publication lorsque je reçus, en septembre 1852, une lettre de M. le docteur Jonquière sur quelques-unes des questions que je venais de traiter. J'utiliserai ce document, à mesure que j'aborderai chacun de ces points, en faisant connaître les modifications que ce médecin a fait éprouver à ses opinions publiées en 1847. Voici ce qu'il m'écrit sur le catarrhe pulmonaire chronique :

« Depuis 1847, j'ai eu l'occasion de constater chez « un grand nombre de malades la vérité de ce que je « disais page 18 de ma brochure, en caractérisant les « cas de catarrhe chronique dans lesquels les eaux de « Weissembourg paraissent être contre-indiquées ; ac- « tuellement je suis porté à croire que, *en général,* ces « eaux sont utiles dans la *bronchite chronique,* tandis « qu'elles sont inefficaces ou même nuisibles dans la « *bronchorrhée chronique*, si bien décrite par votre « illustre Andral et par Roche. »

En janvier 1853, le même praticien m'a communiqué les observations dont je vais donner les extraits :

Mlle ***, de Neufchâtel, âgée de 18 ans, tempérament sanguin ; enfance tourmentée par l'engorgement de quelques glandes lymphatiques dont la résolution avait été facile.

1851. Bronchite avec douleurs de poitrine, oppression et palpitations ; affaiblissement de la voix, qui ne permettait pas de soutenir sans fatigue une conversation même de courte durée; expectoration muqueuse, tenace et peu abondante; persistance de ces symptômes pendant tout l'hiver, malgré un traitement rationnel : la santé générale s'altéra, le teint fleuri de la malade disparut; elle se plaignit de faiblesse, d'inappétence et de douleurs de tête ; la menstruation diminua et devint irrégulière ; enfin, un amaigrissement notable fut la conséquence de ces désordres.

Juin 1852. Arrivée de cette jeune fille à Weissembourg. M. le docteur Muller soupçonna d'abord une phthisie pulmonaire à son début, cependant il ne put constater que les signes physiques d'une bronchite chronique.

Pendant les trois ou quatre premiers jours de traitement, exaspération des symptômes bientôt remplacée par un commencement d'amélioration qui n'a pas cessé de s'accroître jusqu'à la fin du traitement : les crachats devinrent plus épais, et l'expectoration plus facile; la toux, l'oppression, les palpitations et la céphalalgie disparurent; l'appétit, les forces et l'embonpoint revinrent ; enfin, elle quitta l'établissement dans un état de santé parfait, et des nouvelles récentes (décembre 1852) ont appris que depuis lors sa santé n'avait été troublée d'aucune manière.

M. ***, libraire à Neufchâtel : 60 ans, tempérament sanguin, et caractère vif.

De 1811 à 1846. Bronchite causée par une boisson froide prise pendant une sueur abondante ; toux, enrouement et fièvre ; depuis cette époque, la toux ne cessait passagèrement que pendant l'été, et était ordinairement forte en hiver, surtout pendant les nuits ; expectoration claire et écumeuse. Malgré les conseils suivis de plusieurs médecins, cet état resta stationnaire jusqu'en 1847.

1847. M. le docteur Reigner, médecin distingué de Neufchâtel, envoya M. *** à Weissembourg : ce malade ne s'y rendit qu'avec répugnance et sans espoir ; à son grand étonnement, après huit jours à peine de traitement, il s'aperçut qu'il commençait à aller mieux : la toux était moins forte, les crachats plus épais, jaunâtres, et le sommeil meilleur. Très satisfait du parti qu'il avait pris, il ne quitta l'établissement qu'après avoir éprouvé une très grande amélioration, qui fit des progrès quand il fut rentré dans son domicile. M. le docteur Jonquière l'a revu dernièrement, à Berne, très bien portant.

II.

Catarrhe pulmonaire chronique compliqué de dilatation des bronches, d'emphysème vésiculaire, d'as-

thme, ou de lésion organique de la muqueuse bronchique. — Les individus affectés de l'un ou de plusieurs de ces états morbides, trouveront rarement une guérison radicale à Weissembourg; mais ce traitement ne leur rendra pas moins de très grands services. Pour ces malades, les longues nuits de la mauvaise saison rendues cruelles par une toux incessante, par une expectoration et une fièvre qui les épuise, ainsi que par une oppression qui les oblige souvent de les passer assis, deviendront moins pénibles; après une ou deux cures, ils se trouveront sensiblement mieux, ils pourront rester au lit et jouir de quelque sommeil : de bonnes nuits sont toujours suivies de meilleurs jours. Ce n'est là, il est vrai, qu'un traitement palliatif; mais ce traitement a pour résultat de rendre la vie supportable et d'en allonger la durée, en atténuant des symptômes qui l'abrégeraient infailliblement.

Sur sept malades atteints de catarrhe pulmonaire compliqué d'emphysème, quatre sont revenus soulagés, un sans changement, et le dernier est mort.

Je terminerai ce paragraphe par l'histoire d'un catarrhe pulmonaire compliqué d'asthme.

M. ***, négociant à Lyon, fils d'un père qui fut atteint de bronchite chronique compliquée d'asthme pendant les dernières années de sa vie, était âgé de

51 ans, d'une forte constitution et d'un tempérament mixte, avec légère prédominance lymphatique.

Mars 1850. Après une course qui l'avait mis en sueur et qui fut suivie de repos dans un lieu frais, il fut pris d'un rhume qu'il attribua à une impression de froid. Pendant trois à quatre semaines, point de traitement rationnel. En avril seulement, émission sanguine, boissons pectorales, vésicatoires et lait d'ânesse. — Diminution très notable et presque cessation de la toux, mais apparition d'une oppression qui persista pendant plusieurs mois; pendant ce laps de temps, retour plus ou moins fréquent de la toux qui semblait déterminée par un léger chatouillement de la glotte. En mai, départ de M. ***, qui n'était pas guéri, pour la Suisse : il espérait que ce voyage lui ferait du bien. Peu de temps après, je partis moi-même pour Weissembourg : en allant, je le rencontrai à Coppet; il était très souffrant, la toux et surtout l'oppression le fatiguaient horriblement; il ne pouvait marcher qu'appuyé sur une canne, et il était obligé de se reposer à chaque moment. Je fus appelé à conférer sur sa maladie avec M. le docteur Mercier : enhardi par ce que m'apprit ce praticien distingué sur les bons résultats qu'il avait obtenus dans le traitement d'un assez grand nombre de maladies de même nature, je n'hésitai pas, malgré l'acuité de la maladie dans ce moment, à conseiller l'usage de l'eau thermale de Weissembourg. M. *** y arriva en juillet; il n'éprouva pas cette recrudescence des symptômes ordinaire pendant les premiers jours de traitement. Le degré actuel d'intensité de la bronchite expliquait cette absence. Quant aux phénomènes physiologiques habituellement causés par la médication, ils furent très prononcés : fréquence des selles et des urines, transpiration facile et abondante au moindre exercice, et derme devenu très sensible aux impressions de froid; quelques palpitations. Après vingt jours de traitement, grande amélioration; tous les symptômes avaient disparu ou étaient très réduits, l'oppression beaucoup moins forte; sensibilité du derme au froid toujours très grande, et de temps en temps encore quelques quintes de toux.

1851. Nouvelle cure à Weissembourg, suivie d'un supplément de traitement au Gourniguel de dix jours.

Pendant l'automne et l'hiver, le temps a été souvent froid et sec : M. *** a bien passé ces deux saisons.

En mai et juin : vents du midi très prédominants et pluies fréquentes, qui paraissent avoir causé quelques crises d'oppression.

1852. Troisième et dernier voyage aux eaux. Jusqu'à Fribourg le voyage a été pénible, le malaise et l'oppression augmentaient ; mais, de cette ville aux bains, l'air des montagnes améliora sensiblement l'état du malade. Comme l'année précédente, cette cure fut commencée à Weissembourg et terminée au Gourniguel. Quoique ce traitement ait été contrarié cette année par les pluies et le froid, il n'en n'a pas moins eu des résultats avantageux : le malade a passé l'hiver dans un état bien meilleur sous tous les rapports, et la peau avait définitivement perdu cette exaltation de sensibilité qui le rendait habituellement frileux ; il n'eut presque ni toux ni oppression.

Mars 1853. M. ***, quoique très bien maintenant, ne peut pas être regardé comme débarrassé pour toujours des rhumes qui se manifestent si souvent à Lyon comme maladies régnantes ; il n'est malheureusement pas, non plus, à l'abri de tout retour d'accès d'asthme ; mais l'efficacité du traitement qu'il a suivi n'en est pas moins, chez lui, des plus évidentes. En suivant la marche de la maladie de 1849 à 1853, on voit clairement que chaque cure a amené une amélioration très notable dans son état.

III.

Des malades atteints de *laryngite chronique*, ou

de *phthisie laryngée*, viennent assez souvent demander leur guérison aux Thermes de Weissembourg, mais la plupart n'y trouvent qu'une médication impuissante. Ce résultat n'a rien de surprenant : l'affection catarrhale chronique du larynx est plus fréquemment que celle du poumon réfractaire à tous les moyens de l'art, et sa tendance vers la phthisie plus difficile à combattre. Cependant, comme les maladies du larynx, surtout quand elles sont anciennes, sont presque toujours compliquées de catarrhe pulmonaire, l'usage de cette médication comme moyen palliatif peut encore être utile, soit pour diminuer l'intensité des symptômes de la laryngite, soit pour agir avantageusement contre la bronchite, et, dans tous les cas, pour améliorer l'état général.

Trois individus atteints de cette maladie, envoyés par les médecins de l'hôpital de l'Isle, ont été soulagés ; et, de trois autres affectés de phthisie laryngée, deux avaient éprouvé une amélioration, tandis que l'état du troisième avait empiré.

IV.

Hémoptysie. — Lorsque cet état morbide n'est pas une complication de phthisie pulmonaire, et qu'il est en quelque sorte idiopathique, il peut diminuer et même guérir. Ces malades doivent, plus que tout autre, observer avec soin le régime de l'établissement et se tenir à l'abri des intempéries. Ces précautions sont d'autant plus nécessaires que, surtout dans les premiers temps de la cure, ils sont exposés à des récidives ; mais cette prédisposition diminue bientôt, et finit par s'éteindre pendant l'usage des eaux. La guérison se maintient ensuite d'autant plus longtemps, que les malades suivent plus exactement les conseils qu'on leur donne en quittant l'établissement.

V.

Pneumonie chronique, c'est-à-dire pneumonie qui, après avoir été franchement aiguë et inflammatoire, a passé à l'état chronique. — On la reconnaît à la persistance d'une partie des symptômes au-delà du terme ordinaire à cette maladie quand elle est aiguë, tels qu'une toux forte, durable, fréquente et revenant souvent par accès ; une expectoration puriforme et abondante, un état d'endolorissement de la poitrine léger et habituel, une respiration plus ou moins gênée, des râles muqueux et sous-crépitants correspondants à la base de la poitrine ; enfin, une maigreur et une faiblesse notables survenus assez rapidement. A l'autopsie, on trouve à la surface de la plèvre des portions d'exsudation fibrineuse, la muqueuse bronchique rouge, et une partie du parenchyme pulmonaire engorgée et plus ou moins hépatisée.

Je ne parlerai pas de la pneumonie chronique dite *primitive*, d'abord parce que son existence n'est pas admise par tous les auteurs, et surtout parce que je n'aurais aucun cas de guérison bien positif à citer; tandis que l'efficacité des eaux, dans le traitement de la première, paraît incontestable : des cures authentiques sont attestées par MM. les docteurs Muller, Vogt et Jonquière.

Le docteur Vogt, particulièrement, cite plusieurs cas de guérison de pneumonie chronique, obtenue avec assez de rapidité à Weissembourg. Les malades dont parle ce professeur avaient les poumons assez irritables; la phlegmasie était accompagnée d'exsudations fibrineuses très étendues, et passant à l'état de purulence; une assez grande partie de l'un des poumons était engorgée; la toux, forte et fréquente, se montrait par accès, et était suivie de l'expectoration d'une quantité considérable de muco-pus; il y avait fièvre hectique, amaigrissement, etc. — Deux de ces malades, visités au moins une année après leur guérison, se portaient encore parfaitement.

VI.

Phthisie pulmonaire. — Nous sommes malheureusement loin de pouvoir présenter l'eau de Weissembourg comme un remède infaillible de cette cruelle maladie : cependant il résulte des renseignements que j'ai recueillis que plusieurs malades en ont ressenti de si bons effets, qu'ils ont quitté l'établissement remplis de l'espoir d'une guérison définitive et prochaine : de pareilles cures n'eussent-elles été suivies que de ce résultat, un soulagement sensible et plus ou moins durable, que le service rendu à ces malheureux n'en serait pas moins très grand et mériterait d'être recherché ; mais, dans l'état actuel de la science, n'est-il pas permis d'espérer davantage ? La possibilité de guérir cette phthisie, même dans une période avancée, est reconnue ; pourquoi désespérerions-nous d'arriver à une guérison radicale, par l'usage d'un moyen qui compte déjà de nombreuses cures palliatives? Je vais faire connaître quelques-uns des résultats obtenus à Weissembourg.

Phthisie tuberculeuse à sa première période. — M. le docteur Muller assure avoir guéri des phthisiques à cette époque peu avancée de la maladie. On lit dans l'ouvrage cité de M. le docteur Jonquière les deux observations dont je vais donner un extrait : dans ces deux cas, ce médecin regardait l'existence des tubercules comme très probable.

M. D. ***, médecin, qui avait lui-même pratiqué l'auscultation à Paris et à Vienne, ne manqua pas, dès son arrivée à Weissembourg, de consulter les confrères qu'il y trouva, et voici les renseignements qu'il donnait et les symptômes qu'il offrait : catarrhes bronchiques plus ou moins aigus, fréquents et longs à guérir; toux habituelle depuis trois ans, se montrant quelquefois par quintes et avec une forme presque convulsive; expectoration ordinairement muqueuse; sensation de chatouillement vers la trachée et de pesanteur dans la poitrine; gêne de la respiration, surtout pendant l'exercice; un peu d'oppression; respiration rude, expiration prolongée; résonnance de la voix, un peu plus forte au sommet du poumon gauche qu'à droite; matité à la région sous-claviculaire gauche, insomnie causée par la toux, troubles légers de la digestion, quelques frissons suivis de chaleur et de sueur après les repas, amaigrissement et faiblesse générale.

Les boissons pectorales et les dérivatifs soulagèrent souvent. L'extrait de ciguë fut mis en usage avec quelque succès pour combattre la toux convulsive; les eaux minérales d'Ems ne produisirent qu'un léger soulagement ; mais celles de Weissembourg, en 1847, après avoir déterminé la recrudescence de quelques-uns des symptômes, amenèrent leur disparition à peu près complète. M. D. *** quitta ces eaux dans un état satisfaisant. Au printemps suivant, la maladie reprit un léger degré d'acuité. Il y revint, mais cette fois le traitement n'eut pas une influence aussi salutaire : une irritabilité nerveuse que l'on ne pût calmer, et des symptômes de dyspepsie, ne lui permirent pas d'en continuer l'usage assez longtemps.

1850. Nouvelle cure aux mêmes eaux, et cette fois disparition complète de tous les phénomènes morbides.

1852. La guérison se maintint; seulement, les symptômes d'une assez grande irritabilité du système nerveux, d'une espèce d'hypochondrie, persistèrent.

En 1845, Mme **, de Berlin, que son médecin ordinaire croyait atteinte de faiblesse nerveuse (*debilitas nervosa*), fut prise d'une bronchite à la suite de plusieurs séjours qu'elle fit dans les établissements thermaux, aux bains de mer, et à Interlaken, où elle prit les bains de petit-lait d'après les conseils de M. le docteur Horn.

A cette simple affection catarrhale en succéda une plus grave, la grippe (1845). Pendant cette dernière maladie, elle éprouva en outre des symptômes qui lui sont ordinaires, des douleurs vives dans la région claviculaire gauche : ces douleurs s'étendirent à toute l'épaule, et l'embonpoint commença à diminuer.

A son arrivée à Weissembourg, 1848, elle offrait les symptômes suivants : toux ancienne ; expectoration séreuse, abondante et mêlée de crachats épais formés par des grumeaux assez consistants et par des stries d'un blanc mat ; matité de la région claviculaire gauche très prononcée ; bruit respiratoire faible et presque nul au sommet du poumon, du même côté ; retentissement anormal des bruits du cœur, entendu jusques au-dessous de la clavicule gauche ; bruit de souffle dans l'artère sous-clavière, du même côté ; aplatissement remarquable du sommet de la poitrine, comme si sa partie supérieure avait été comprimée d'avant en arrière ; fièvre, aspect anémique ; amaigrissement, et sueurs nocturnes.

Le séjour que Mme ** fit aux eaux eut un heureux résultat : l'état général de sa santé s'améliora ; les symptômes locaux n'éprouvèrent pas un changement moins avantageux : la matité disparut, le murmure vésiculaire normal se fit entendre de nouveau, et le bruit de souffle de l'artère sous-clavière cessa complètement.

Phthisie tuberculeuse à sa seconde période (conglomération et infiltration). — MM. les docteurs Muller et Jonquière ont obtenu d'heureux résultats dans le traitement de la phthisie pulmonaire arrivée à cette période : ils ont vu cesser la toux, l'expectoration, la dyspnée, la fièvre hectique et les sueurs nocturnes, et ils ont constaté le retour des forces et de l'embonpoint. Ces résultats se sont fait surtout remarquer quelques semaines après la cure; malheureusement ces guérisons n'étaient pas définitives, et pour l'ordinaire la maladie reparaissait l'hiver suivant, mais avec un degré d'intensité moindre que précédemment. Ces guérisons incomplètes se maintenaient ensuite plus ou moins longtemps, suivant que les malades vivaient au milieu de conditions hygiéniques plus ou moins bien appropriées à leur état.

Phthisie tuberculeuse, troisième période. — Cavernes. — M. le docteur Muller n'a pas la prétention de guérir la phthisie pulmonaire quand la fonte des tubercules est suivie de cavernes. Un jeune étranger arriva en même temps que moi à Weissembourg : son aspect seul annonçait qu'il était à l'époque la plus avancée de la maladie. M. le docteur Muller, désespérant sans doute de sa guérison, ne l'admit pas dans son établissement. Ce malheureux, que l'espoir seul de guérir à Weissembourg soutenait encore, fut obligé de prendre gîte dans un hôtel du voisinage, et peu de jours après j'appris qu'il était reparti. Dans un pareil état, il ne pouvait retirer aucun bénéfice des eaux, et sa mort pouvait produire un effet moral fâcheux sur les autres malades.

On dit dans le public que l'eau de Weissembourg *guérit* ou *tue* les phthisiques, et le docteur Jonquière semble autoriser ce préjugé de tout le poids de son expérience ; car il ajoute : « Opinion parfaitement exacte, « si l'on prend en considération les diverses époques « de la maladie auxquelles les malades arrivent à l'éta« blissement des bains (1). »

Ainsi, l'opinion des médecins semble s'accorder avec le dicton populaire sur ce point important, que l'eau de Weissembourg serait quelquefois fatale aux phthisiques. Quelque déférence que je professe pour la manière de voir d'hommes distingués qui ont pu, bien plus souvent que moi, expérimenter les effets de ce traitement, je me permettrai de leur soumettre quelques réflexions à cet égard.

D'abord, je rappellerai que la possibilité de guérir la

(1) Jonquière, ouvrage cité.

phthisie arrivée au troisième degré est aujourd'hui un fait acquis à la science ; les médecins français et étrangers le reconnaissent également, et l'anatomie pathologique vient de loin en loin nous en fournir des preuves irrécusables : or est-il permis, quand la science est arrivée à un pareil résultat, de ne pas croire à la possibilité d'une guérison, par la seule raison qu'un vieux dicton vulgaire recommande de n'y pas croire ? Je ne le pense pas. Voici sur quels raisonnements je me fonde.

L'eau thermale dont nous nous occupons ne renfermant aucune substance qui puisse lui donner une propriété délétère, surtout prise à faible dose, ainsi qu'on devrait la prescrire à des individus très affaiblis, je ne vois pas pourquoi l'on n'en tenterait pas l'usage sur des malades qui conserveraient assez de forces pour pouvoir faire ce voyage.

M. le docteur Jonquière a vu des phthisiques assez avancés dans cette troisième période, qui avaient éprouvé une amélioration des plus prononcées, succomber quelques semaines plus tard. Cette terminaison fatale, ajoute ce médecin, aurait probablement été retardée sans l'emploi de l'eau minérale. Il me semble que dans ces cas il est difficile de ne pas attribuer l'amélioration qui a suivi l'usage des eaux à leur action sur l'organisme, tandis qu'il est permis de penser que la mort aurait eu lieu également si les eaux n'avaient pas été administrées. Elles n'ont pas guéri, il est vrai, mais je ne crois pas qu'elles aient tué ; je préfère admettre qu'elles ont au moins soulagé et ranimé l'espérance : c'est bien quelque chose.

Enfin, est-il toujours bien facile de préciser à quel degré de cette troisième période est arrivée la maladie, ainsi que la durée qu'elle doit encore avoir ? Je ne le crois pas non plus. Les enseignements que fournissent la percussion et l'auscultation ne sont pas toujours, quoi qu'on en dise, assez positifs pour cela. De plus, les symptômes généraux sont loin d'être, dans tous les cas, en rapport par leur intensité avec l'étendue de la tuberculisation : on sait, en effet, que beaucoup de phthisiques n'offrent à l'autopsie qu'une assez petite partie de l'un des deux poumons envahie par les tubercules, tandis que d'autres fois il ne reste, en totalité, que quelques pouces de parenchyme pulmonaire sain (1). Or, s'il est assez souvent impossible de préciser même

---

(1) Nous avons vu un phthisique mort à l'Hôtel-Dieu, qui conservait à peine vingt centimètres cubes de parenchyme sain.

approximativement l'époque de la mort d'un phthisique, il le sera souvent également de reconnaître que cette mort aura été le résultat de telle ou telle médication. Les prévisions qu'on peut former sur l'époque où se terminera la maladie ne doivent donc pas toujours détourner de l'emploi d'un remède dont l'effet palliatif, au moins, est à peu près certain ; et le degré de force nécessaire pour entreprendre le voyage doit être pris en considération, plus encore que le degré présumé de la lésion organique du viscère.

Cette troisième période a donc elle-même ses degrés : trop avancée, il est évident que les malades ne supporteraient pas sans danger la fatigue du voyage, et cette fatigue seule pourrait hâter leur dernière heure ; mais, avant d'en être arrivé à ce point, il y a souvent un intervalle de temps assez long pendant lequel ils pourraient retirer quelque avantage du traitement. Dans ces cas mêmes où la maladie serait arrivée à sa troisième période, ne vaudrait-il pas mieux procurer à ces malades un soulagement, de quelque peu de durée qu'il fût, que de les abandonner à un état de désespoir, de souffrance et de dépérissement incessant? Bien entendu que ce traitement lui-même serait modifié, et approprié à la période de la maladie et à l'état de la constitution.

Une opinion à peu près semblable et aussi désespérante que celle que je viens de combattre, était assez généralement admise au Mont-d'Or. M. le docteur Bertrand, qui jouit dans ces contrées d'une célébrité bien méritée, a fait justice de ce jugement par trop absolu, et, tout en précisant les cas où les malades ne doivent pas faire usage de ces eaux, il reconnaît ceux assez nombreux de phthisie avancée où, attendu quelquefois l'incertitude du diagnostic et les grandes ressources de la nature, l'on ne pourrait s'abstenir de les prescrire sans s'exposer à manquer des guérisons que ce traitement aurait pu opérer.

Depuis que j'ai rédigé ces réflexions sur les chances de succès que peut offrir ce traitement de la phthisie pulmonaire arrivée au troisième degré, M. le docteur Jonquière a aussi modifié ses idées sur l'inefficacité de cette médication dans ce cas, et voici ce qu'il m'écrit à ce sujet :

« Le public dit que les eaux de Weissembourg gué-
« rissent ou tuent les phthisiques ; dans ma brochure,
« j'attribuais cette différence d'action aux diverses
« périodes de la maladie. Depuis j'ai été obligé de mo-
« difier cette opinion, tout en la croyant encore fondée
« en général.

« Il y a des cas exceptionnels où nos eaux, quand

« même on y a recours pendant la première période « de la phthisie pulmonaire, semblent hâter sa marche. « Ces cas, d'après mes observations, se caracté-« risent par la constitution lymphatique ou scro-« fuleuse, par l'âge avancé, par un état anémique « du malade, enfin par un manque plus ou moins « complet des symptômes de congestion active ou d'ir-« ritation inflammatoire des organes de la respiration, « tels que : hémoptyisie, douleurs lancinantes, toux « plus ou moins sèche, rougeur des pommettes, fris-« sons et chaleur marquée, etc.

« En revanche, il y a des cas exceptionnels où ces « eaux font beaucoup de bien, même à une époque « avancée de la phthisie (excavations pulmonaires). « Ces exceptions concernent presque toujours des per-« sonnes qui, malgré l'état avancé de l'affection lo-« cale, conservent (à part l'amaigrissement) l'appa-« rence extérieure d'une assez bonne santé, et chez « lesquelles les symptômes ne sembleraient indiquer « que la première période de la maladie, tandis que « les signes plessimétriques et stéthoscopiques met-« tent hors de doute l'existence des cavernes. »

Je vais maintenant donner un extrait de quelques cas de phthisie pulmonaire confirmée traités à Weissembourg.

M. ***, de St-Gall, âgé de 30 ans, d'une constitution grêle et d'un tempérament sanguin.

1846. Pendant l'hiver, trois hémoptysies peu abondantes et accompagnées d'une légère fièvre, toux peu forte et sèche, un peu de gêne respiratoire, douleurs sourdes dans la poitrine, et commencement d'altération de la santé générale.

1847. Arrivée à Weissembourg : légère accélération du pouls tous les soirs; dimensions du thorax en rapport avec la stature grêle du malade; inspiration saccadée et suivie d'une dilatation de la poitrine un peu plus grande à droite qu'à gauche; matité des régions claviculaire et sous-épineuse droite; expiration rude et prolongée, correspondante aux mêmes régions; enfin, exagération du retentissement de la voix.

Pendant la cure, diminution de la toux, expectoration d'abord muqueuse, et plus tard jaunâtre et épaisse ; disparition de l'oppression, des douleurs et de la fréquence du pouls ; enfin le retour de la santé se montra complet, sauf la toux qui ne cessa que quelques mois après le traitement. Quant aux signes physiques, il n'y avait plus, lors du départ du malade, qu'un peu de faiblesse du murmure respiratoire au lobe supérieur du poumon droit.

1851. Nouveau voyage aux eaux, pour une angine chronique qui se compliquait parfois d'une irritation légère du larynx. Du reste, les heureux résultats de la première cure s'étaient soutenus, seulement le murmure vésiculaire fut trouvé encore plus faible au sommet du poumon droit.

1852. M. *** revint à Weissembourg, mais cette fois dans l'unique but de consolider les cures précédentes. Une nouvelle exploration de la poitrine ne fit plus rien découvrir d'anormal.

Un horloger âgé de 29 ans, d'une constitution grêle, et cependant sans maladies antérieures remarquables.

1847. Bronchite avec fièvre : alité pendant plusieurs semaines ; toux sèche, variant d'intensité suivant les influences atmosphériques, et persistant après la période aiguë ; oppression, palpitations, points, et quelques symptômes de gastrite bilieuse pendant les recrudescences ; continuation de cet état morbide pendant une période de deux à trois ans.

1850. Aggravation : toux suivie d'hémoptysie, fièvre le soir, affaiblissement, chaleur sèche de la paume des mains, sueurs nocturnes, expectoration rare, séreuse et tenace ; amaigrissement ; respiration rude avec expiration prolongée dans les régions claviculaires et fosses sus-épineuses ; retentissement de la voix un peu plus fort au sommet du poumon droit.

1851. Envoyé à Weissembourg. Recrudescence bientôt suivie d'une amélioration marquée ; toux moins forte, moins intense, plus humide et plus grasse ; disparition progressive de l'oppression, des douleurs thoraciques et des palpitations ; enfin, réapparition de l'embonpoint et de l'aspect naturel du visage. Cependant, avant le départ, il fut impossible de constater la cessation des signes physiques ; quant à la toux, elle ne disparut que quelque temps après la cure. L'hiver suivant elle reparut de temps à autre, mais simplement sous la forme d'un rhume ordinaire.

1852. Quoique entièrement rétabli, ce malade revint prendre les eaux qui lui avaient déjà réussi, mais uniquement pour *assurer sa guérison* définitive ; les symptômes physiques avaient complètement disparu.

Un habitant d'Augsbourg, âgé de 41 ans, d'une constitution faible et d'un tempérament lymphatico-sanguin, était seul survivant d'une famille assez nombreuse, dont tous les autres membres avaient succombé à la phthisie pulmonaire.

1849. Douleurs thoraciques ; toux ; expectoration blanchâtre, tenace et peu abondante ; gêne de la respiration ; quelques crachats de sang pur ; fréquence du pouls presque permanente ; maigreur et affaiblissement.

1851. Persistance des symptômes précédents ; étroitesse de la poitrine avec aplatissement des parois de cette cavité, surtout vers la fosse sous-claviculaire droite ; mouvements respiratoires presque nuls dans cette dernière région ; matité correspondante au lobe supérieur du poumon droit ; souffle bronchique et bronchophonie dans les régions sous-claviculaire et scapulaire du même côté ; respiration rude avec expiration prolongée au sommet du poumon gauche.

Traitement de Weissembourg commencé le 6 août ; peu de jours après, amélioration dans l'état du malade : expectoration facile de crachats épais et jaunâtres ; dyspnée et fréquence du pouls diminuées ; retour des forces ; chairs plus fermes : cependant la toux persistait, et l'état physique du thorax n'offrait pas encore de changement notable.

1852. L'hiver et le printemps suivant ne furent marqués que par quelques recrudescences des symptômes de bronchite ; alors la toux prenait un nouveau degré d'intensité, elle devenait sèche et s'accompagnait d'un peu de gêne de la respiration. Cette amélioration se soutenait encore en juillet, lorsque ce malade revint prendre les eaux : il fit une nouvelle cure à la suite de laquelle tous les phénomènes morbides disparurent, sauf les symptômes physiques qui persistèrent sans changement remarquable. Revu en octobre, son état était encore très satisfaisant.

M. **, âgé de 26 ans, d'un tempérament lymphatique et d'une constitution grêle, était issu d'une famille dont le fils aîné avait succombé à la phthisie.

1846. Toux tantôt sèche, tantôt avec expectoration peu abondante, parfois sanguinolente, et persistante tout l'hiver malgré un traitement rationnel.

1847. Réapparition de la toux en novembre : elle dura toute l'année, sans doute par suite des fatigues de la guerre du Sunderbund, à laquelle il prit une part active.

1848. Quelques hémoptysies s'ajoutèrent aux symptômes précités.

1849. Recrudescence de la toux ; expectoration d'abord blanche, visqueuse, écumeuse, puis épaisse, verdâtre et abondante ; un peu d'oppression ; douleurs thoraciques ordinairement sourdes, quelquefois mais rarement lancinantes ; état fébrile prononcé, surtout le soir ; sueurs nocturnes, amaigrissement, et faiblesse générale.

Ce malade fut examiné par M. le docteur Buenzot, médecin à Montreux, qui reconnut les signes acoustiques d'un engorgement tuberculeux assez avancé.

Tel était l'état de M. ** lorsqu'il se rendit pour la première fois aux eaux de Weissembourg.

Comme à l'ordinaire, l'usage intérieur de l'eau minérale provoqua une petite recrudescence qui fut bientôt suivie d'une amélioration sensible : la fièvre, l'oppression et la toux diminuèrent, l'embonpoint revint, et la guérison parut bientôt complète.

1850. Retour de la maladie avec sa première intensité ; en été, nouveau voyage aux eaux, et nouvelle guérison qui se soutint jusqu'au printemps de 1852.

1852. Troisième récidive : hémoptysie, légère toux, expectoration muqueuse ; un peu d'oppression, et maigreur. Nouvelle administration du même remède.

Ce fut seulement cette année que M. le docteur Jonquière eut l'occasion de faire l'exploration physique de la poitrine, et en voici le résultat : poitrine étroite ; régions sous-claviculaires aplaties et enfoncées, surtout du côté gauche ; sonorité moindre vers les lobes supérieurs des poumons, mais particulièrement sous la clavicule gauche ; bruit d'expiration rude et prolongée, se rapprochant de la respiration bronchique ; dans ces mêmes régions, retentissement anormal de la voix (bronchophonie légère). M. le docteur Muller se rappela avoir constaté sur ce malade le même diagnostic lors de la première cure qu'il fit à Weissembourg.

Cette troisième cure fit de nouveau disparaître tous les symptômes, et le malade recouvra pendant le traitement ses forces et son embonpoint habituels.

On lit dans le tableau des malades envoyés à Weissembourg par le collége des médecins de l'hôpital de l'Isle, de 1825 à 1848, que, sur 121 qui étaient atteints de phthisie tuberculeuse du poumon, il y en eut 5 de guéris, 96 dont l'état fut amélioré, 15 qui n'éprouvèrent aucun changement, 3 dont la maladie empira, et 2 qui moururent.

On voit dans le même travail que, sur 22 individus atteints d'affections chroniques du poumon, 1 a été guéri, l'état de 18 a été amélioré, 2 n'ont éprouvé aucun changement, et 1 seul a vu sa maladie s'aggraver. Cette dénomination d'*affection chronique du poumon* est vague ; mais ce défaut d'exactitude de langage, ainsi qu'on l'a dit, trouve un motif suffisant d'excuse dans la rapidité avec laquelle on est obligé d'examiner les malades nombreux qui se présentent à la visite dans les grands hôpitaux, à certains jours et à certaines heures consacrés aux consultations et aux réceptions. Cette catégorie d'affections chroniques des poumons, admise par les auteurs de ce tableau, a cependant l'avantage d'être une sorte de garantie du soin que les médecins de Berne ont pris de ne pas confondre avec les phthisiques des individus également atteints de maladies chroniques, mais non tuberculeuses.

VII.

Catarrhe pulmonaire avec fièvre aiguë grave, ou fièvre catarrhale. — Il est des états morbides de cette nature qui, arrivés à une période avancée, au lieu de se terminer par la guérison, semblent au contraire vouloir se prolonger indéfiniment. Au commencement de ce siècle, époque où ces affections étaient à Lyon plus communes qu'aujourd'hui, les médecins de l'Hôtel-Dieu de cette ville avaient observé qu'elles avaient assez souvent de la tendance à se terminer par la phthisie pulmonaire, la péripneumonie, la pleurésie, l'hydrothorax, etc. L'état catarrhal avait alors de la peine à se résoudre complètement; les symptômes de bronchite surtout persistaient, et ces malheureux, après être restés quelques mois dans cet état, éprouvaient une sorte de recrudescence; la maladie s'aggravait, gagnait le parenchyme pulmonaire; la fièvre s'allumait de nouveau, et ils succombaient à la phthisie ou à quelque autre lésion de l'appareil respiratoire.

Dans ces cas de fièvre catarrhale ou muqueuse passée en quelque sorte à l'état chronique et menaçant de se compliquer de lésion grave des organes de la respiration, l'eau thermale de Weissembourg serait peut-être propre à prévenir ces terminaisons dangereuses, alors même qu'elles se manifesteraient déjà par quelques symptômes inquiétants; toutefois il faudrait, pour appliquer ce remède en pareil cas, que l'espèce de convalescence trompeuse qui succède à la période aiguë se montrât à une époque qui permît d'aller aux eaux en temps opportun. Cependant, dans la crainte de réveiller l'état fébrile chez ces malades, il est évident qu'il conviendrait de modifier la médication et particulièrement d'administrer l'eau minérale à des doses moins élevées que dans les cas ordinaires.

VIII.

Epanchement pleurétique, empyème. — Il paraît que les malades atteints de ce genre de lésion de la plèvre, se rencontrent assez rarement à Weissembourg, et les observations recueillies jusqu'à ce jour n'ont été ni assez nombreuses, ni assez complètes pour qu'on ait pu en tirer des conclusions positives sur l'efficacité de la médication dont nous nous occupons.

Depuis que ces lignes ont été écrites, le temps a été

mis à profit par M. le docteur Jonquière, qui vient de me communiquer les faits suivants (1852) :

« En 1851, j'ai fait des observations qui me prou- « vaient que dans certains cas de *pleurésie avec épan-* « *chement* les eaux de Weissembourg pouvaient être « employées avec succès.

« Dans ces cas, l'épanchement ne datant que de « quelques semaines à trois ou quatre mois s'était « formé par suite d'une pleurésie aiguë ou chronique « plus ou moins *manifeste*. Les symptômes (toux, « oppression, appareil fébrile, maigreur, etc.) dimi- « nuaient rapidement pendant la cure, et disparais- « saient complètement quelque temps après ; mais ce « n'était qu'après plusieurs mois que la matité se perdait « entièrement et que l'intensité du bruit respiratoire « recouvrait son degré normal jusqu'à la base du tho- « rax. C'est ce que j'ai observé dans six cas sur huit. « Dans les deux autres, il existe encore un peu de toux, « une légère gêne de la respiration, ainsi que quelque « matité et une faiblesse relative du bruit respiratoire « de la partie inférieure et postérieure du poumon « comprimé.

« Trois cas d'insuccès plus ou moins complet con- « cernaient des personnes chez lesquelles l'épanche- « ment existait probablement depuis neuf à quinze

« mois. Ces trois cas se caractérisaient par ce fait que la « pleurésie suivait, dès le début, une marche tout-à-fait « *latente*. Aussi les sujets de ces observations avaient-« ils été envoyés ici simplement comme asthmatiques.

« Chez trois personnes qui, par suite de la résorption « d'un épanchement pleurétique, présentaient un ré-« trécissement du côté affecté de la poitrine, accom-« pagné de dyspnée, cette dernière disparaissait plus « ou moins complètement pendant la cure ; et, quel-« ques mois après, le côté rétréci de la poitrine « avait repris à peu près ses dimensions naturelles, la « matité avait fait place à une sonorité normale. Dans « un quatrième cas où le rétrécissement datait de sept « mois, il n'y a eu jusqu'à ce moment qu'une diminu-« tion assez marquée de la difformité, ainsi que de la « matité et de la faiblesse du bruit respiratoire de la « base du poumon correspondant. »

Voici, en outre, les extraits de deux observations recueillies par M. le docteur Jonquière :

Un étudiant en médecine : 23 ans, constitution forte et santé antérieure bonne.

1850. Vers la fin de septembre, impression de froid, fièvre intense ; quatre jours après, symptômes de péripneumonie aiguë du poumon droit, traitée par M. Bourgeois, de Berne ; signes d'hépatisation rouge du lobe inférieur, épanchement pleurétique considérable; presque en même temps, diminution rapide des symptômes de la pneumonie et de la fièvre, continuation du malaise et de la toux, sueurs nocturnes, affaiblissement et maigreur; plus tard, et au fur et à mesure que la résorption s'opérait, cessation des symptômes.

1851. Au printemps, convalescence complète; nouvelle impression de froid, à l'occasion d'un incendie; réapparition des symptômes de bronchite, de pleurésie et d'épanchement à l'état aigu. Retour du caractère chronique; traitement, suivi de la disparition des symptômes de bronchite, mais persistance de l'épanchement accompagné d'une légère fièvre; emploi sans résultats des exutoires, du nitrate de potasse, du proto-chlorure de mercure et de la digitale. — 27 juin, départ pour Weissembourg : à ce moment, dilatation de la moitié gauche du thorax; en arrière, matité de toute la surface de ce côté; murmure respiratoire faible au-dessous des limites supérieures, et nul au-dessus des limites inférieures de cette matité.

Le rétablissement de ce malade marcha rapidement sous l'influence du traitement; cependant, lors de son départ, les signes physiques persistaient encore et les forces n'étaient pas entièrement revenues. Un séjour de montagne, combiné avec une cure de petit-lait, acheva cette guérison : depuis, la santé s'est parfaitement soutenue.

M. **, docteur en médecine d'Aarau (Suisse), guéri d'une bronchite qui avait duré dix ans.

1851, mars. Fièvre typhoïde qui le retint au lit pendant six semaines ; lotions froides, conseillées par un homœopathe, suivies d'une pleurésie aiguë du côté gauche, et peu après d'un épanchement abondant. — Diminution du liquide épanché, sous l'influence d'un traitement énergique. — Rétrécissement du côté malade, à mesure que la résorption s'opère. — Suspension de la marche décroissante de la maladie, qui devint stationnaire.

12 juillet. Arrivée à Weissembourg. *Symptômes :* toux, oppression, douleur obtuse du côté gauche avec persistance du rétrécissement ; matité du même côté, excepté aux régions sus et sous-claviculaires, moins complète en haut, absolue plus bas et surtout en arrière ; faiblesse du bruit respiratoire du poumon gauche, respiration nulle dans le lobe inférieur, fréquence notable du pouls, faiblesse générale et maigreur.

M. ** est soumis au traitement ; un soulagement sensible ne tarda pas de se manifester : disparition des douleurs thoraciques et de la gêne respiratoire, diminution de la toux, pouls normal et état général meilleur; la matité cessa de se faire entendre, excepté dans la région postérieure et inférieure du thorax, à gauche. Ce côté était encore légèrement rétréci.

1852, juillet. Retour aux eaux. Les signes de compression du poumon gauche, à sa base, avaient complètement disparu; les dimensions de la cavité thoraciques étaient revenues à l'état normal. Après cette dernière cure, M. **, quoique toussant encore un peu, se trouvait parfaitement guéri.

IX.

Maladies organiques du cœur. — Dans les cas observés à Weissembourg, il y avait hypertrophie ou dilatation du cœur, soit simple, soit combinée avec une lésion organique des valvules; sous l'influence du traitement, ces malades éprouvaient bientôt une diminution très notable des principaux symptômes: palpitations, dyspnée, céphalalgie, vertiges, éblouissements, tintement d'oreilles, rougeur de la face et des yeux, tension et dureté du pouls; l'hémoptysie et l'asthme, qui accompagnaient quelquefois ces maladies, diminuaient aussi très sensiblement ou étaient suspendus plus ou moins longtemps.

Si ces symptômes, à cause du degré avancé de la maladie, ne disparaissaient pas d'une manière complète, ils étaient assez atténués pour que l'existence devînt supportable durant un laps de temps variable de quelques mois à quelques années; il était rare que ces malades ne revinssent pas prendre les eaux l'année suivante.

Quand la maladie est trop avancée, ce traitement offre beaucoup moins de chances de succès, et même, si la constitution est trop détériorée, il peut être plus nuisible qu'utile.

Lorsqu'une maladie du cœur est arrivée à ce degré marqué par la formation des dépôts albumineux et même fibrineux qui ont leur siége dans les valvules, cette médication peut-elle être suivie d'une guérison radicale? Il est permis de l'espérer; elle peut par la résorption de ces dépôts prévenir l'infiltration des sels calcaires qui sont la trame de ces dégénérescences organiques auxquelles les malades finissent toujours par succomber : il est donc à croire que l'on préviendrait beaucoup de maladies graves du cœur, en décidant les malades à suivre de bonne heure le traitement de Weissembourg.

Des faits de guérison de cette nature bien constatés nous manquent, il est vrai; mais comme l'on en conçoit théoriquement la possibilité, cela doit suffire pour encourager les praticiens à chercher, par des études cliniques, à convertir en fait acquis à la science ce qui n'est encore qu'une espérance fondée sur le raisonnement.

Sur trente-deux individus atteints de maladies organiques du cœur, envoyés par les médecins de l'hôpital de l'Isle, l'état morbide de vingt-six s'est amélioré; quatre n'ont éprouvé aucun changement, et deux ont vu leur état s'aggraver. MM. les docteurs Muller et Jonquière ont observé d'autres malades atteints de la même affection, qui se sont également bien trouvés de l'usage de ces eaux.

X.

Congestions sanguines des appareils sensitif, respiratoire, circulatoire et autres. — On envoie assez souvent à Weissembourg des malades offrant des symptômes de ces différents états morbides; or ces congestions peuvent dépendre d'une plethore générale ou partielle et constituer une maladie essentielle, ou bien n'être que le symptôme d'une phlegmasie avec ou sans dégénérescence organique. Je crois que, dans ces cas, il serait rationnel de commencer par l'emploi de quelques antiphlogistiques; des émissions sanguines seraient au moins utiles comme moyen préparatoire, surtout si la couleur du visage et la chaleur de la peau étaient fortes, la dyspnée fréquente, le pouls dur et accéléré. Je crois que ces eaux doivent surtout convenir, et même sans le secours des saignées préalables, dans le traitement des congestions symptomatiques des engouements dans le système de la veine-porte et des engorgements encore peu avancés des viscères abdominaux.

XI.

Empyème. — De deux malades envoyés de l'hôpital de l'Isle, l'état de l'un a été amélioré, l'autre n'a éprouvé aucun changement. Ce fait manque de détails importants ; il y avait sans doute aussi lésion de la plèvre, et très probablement catarrhe pulmonaire chronique.

XII.

Gastro-entérite muqueuse chronique. — Les médecins de cet établissement ont souvent observé les bons effets de l'eau de Weissembourg dans le traitement de l'irritation chronique de presque toutes les membranes muqueuses : l'effet de ce traitement peut être curatif dans ces maladies. Il réussit plus sûrement lorsque la phlegmasie chronique n'est que la suite d'une phlegmasie aiguë. Quand cette maladie est bornée à l'estomac, le docteur Muller fait couper cette eau thermale avec celle de Gurnigel ; et avec du lait, quand l'inflammation réside seulement dans l'intestin.

XIII.

Engorgement chronique du foie. — L'usage de ces eaux est recommandé dans cette affection surtout, quand elle est à sa première période, lorsque les malades n'éprouvent encore qu'un sentiment de gêne ou de douleur légère dans l'hypochondre droit, qu'ils sont sujets à des ictères légers et à des digestions plus ou moins laborieuses : à cette époque de la maladie, et quand elle est ainsi caractérisée, la cure peut être radicale; plus tard, il ne restera d'espérance que pour un résultat palliatif. Sans doute qu'alors nos eaux de Vichy, plus actives, seraient plus efficaces.

Le tableau des malades envoyés de l'hôpital de l'Isle porte que, sur cinq qui étaient atteints de maladies chroniques du foie, un a été guéri, et les quatre autres notablement soulagés. L'expulsion, souvent observée, des calculs biliaires pendant ce traitement, s'explique par l'activité plus grande que prennent les fonctions excrétoires.

XIV.

Catarrhe vésical chronique. — M. le docteur Muller

a vu plusieurs individus atteints de cette grave maladie, qui se sont très bien trouvés de cette médication.

Le docteur Jonquière cite un cas de catarrhe vésical survenu à la suite d'une blennorrhée urétrale ancienne : le malade fut guéri de ces deux affections en quinze jours de traitement.

XV.

Névroses. — Quoique l'eau de Weissembourg ne soit pas généralement recommandée dans le traitement de ces maladies quand elles sont intenses, on voit néanmoins assez souvent, dans cet établissement, des femmes atteintes de faiblesse et d'irritabilité nerveuse de différentes formes. C'est surtout dans la Suisse française que cette eau thermale jouit d'une grande réputation, comme modificateur, dans le traitement des maladies de cette nature.

Sur dix malades atteintes d'hystérie, et venant de l'hôpital de l'Isle, neuf étaient, à leur retour, dans un état d'amélioration remarquable ; la dixième n'avait éprouvé aucun soulagement.

M. le docteur Lutz, auteur de plusieurs travaux sur les sources minérales de Suisse, conseille celles-ci dans l'hystérie légère, caractérisée par des mouvements convulsifs et un sentiment de douleur très variable, un état de surexcitation alternant avec une faiblesse apparente, une humeur capricieuse. Cette affection, ajoute le docteur Lutz, ordinairement l'attribut du sexe féminin, se rencontre surtout chez les femmes affaiblies par des couches fréquentes, irritées par des soucis et par de nombreuses occupations.

Le même praticien a vu ce traitement réussir encore chez quelques jeunes filles fortes et atteintes de crises nerveuses fréquentes : l'usage de cette eau améliorait leur état, et rendait plus facile leur guérison définitive. Dans ces cas, et vers la fin du traitement, il est bon d'en faire prendre quelques bains.

Il a encore retiré de l'usage interne de ces eaux des résultats avantageux, mais seulement palliatifs, dans des cas de prosopalgie, surtout quand cette maladie résultait d'une affection abdominale, ou lorsqu'elle succédait à un catarrhe dont la marche et le développement régulier avaient été interrompus.

Affections morales. — On trouve quelquefois dans les localités les moins peuplées comme dans celles qui le sont le plus, même au sein des familles qui paraissent renfermer le plus d'éléments de bonheur, des individus qui vivent depuis plus ou moins longtemps dans un état moral véritablement anormal, et qui peuvent être considérés comme de véritables malades : tristesse , langueur dans l'exercice des principales fonctions , amaigrissement , tels en sont les principaux symptômes.

Cette maladie peut ne consister d'abord qu'en une surexcitation, perversion ou aberration des fonctions nerveuses et constituer une affection essentielle, ou se manifester sur des individus déjà atteints de quelque autre maladie dont elle devient une complication , ou bien enfin se terminer elle-même , à la longue , par une lésion organique de quelque point du système nerveux.

Une position sociale pénible, un état habituel de gêne et de contrainte en présence de certaines personnes avec lesquelles on est obligé de vivre, un cerveau constamment tendu par le travail de cabinet, par le maniement d'affaires chanceuses , sont autant de causes qui peuvent faire naître et entretenir cet état morbide.

En pareils cas , plusieurs indications peuvent se présenter à remplir : 1° soustraire ces malades à l'influence des causes morales qui ont fait naître et qui entretiennent ces maladies ; 2° combattre la susceptibilité nerveuse que présente l'organisme ; 3° détruire les complications qui peuvent exister ou les germes de lésion organique dont on peut soupçonner l'existence.

Le traitement de Weissembourg pourra remplir ces diverses indications : l'éloignement des affaires et des relations sociales qui ont pu contribuer au développement de la maladie, l'influence d'un voyage dans l'un des pays les plus pittoresques qu'il y ait au monde ; la vie régulière, hygiénique et tranquille que l'on peut mener dans l'établissement, et enfin l'action thérapeutique du traitement que l'on modifie suivant les besoins de chaque individu, auront pour résultat, le plus souvent, une guérison qui sera plus ou moins radicale, suivant le degré de gravité de l'état morbide.

Ces maladies ne sont pas les seules que l'on rencontre à Weissembourg, il en est un grand nombre d'autres qui y ont été également traitées avec succès, mais plus rarement; je pense même qu'il en est beaucoup qui n'ont jamais été soumises à ce traitement, et sur lesquelles il aurait une action salutaire. Je ne crois pas devoir entrer dans de longs détails sur ces diverses catégories d'affections: les unes ne sont souvent que symptomatiques de celles dont je viens de faire l'énumération, et elles doivent, pour ce seul motif, être soumises au même traitement; les autres, souvent compliquées ou complexes, ne peuvent être déterminées d'avance d'une manière précise.

Les agents thérapeutiques et hygiéniques que renferme

un établissement thermal, une fois bien connus dans leur manière d'agir, pourront être employés avec succès dans le traitement de beaucoup de maladies contre lesquelles ils n'ont pas même encore été essayés ; car le médecin guérit bien plutôt par la bonne application qu'il sait faire du remède, que par le remède lui-même.

Les contre-indications à l'emploi du traitement de Weissembourg sont relatées dans une lettre de M. le docteur Lutz (1): d'après ce document, cette médication ne convient pas ou est d'un succès douteux chez les individus d'un tempérament lymphatique, anémique, prédisposés aux rhumatismes, atteints d'atonie des organes digestifs, de leuchorrée, ou d'un âge avancé ; toutefois ces contre-indications sont loin d'être absolues, surtout chez les personnes atteintes d'affections pulmonaires.

Nous venons de faire connaître l'établissement thermal de Weissembourg, ainsi que les maladies dans

---

(1) Un extrait de cette lettre se trouve dans l'ouvrage déjà cité de M. le docteur Jonquière, p. 76.

le traitement desquelles on est parvenu à constater leur efficacité ; dans les chapitres suivants, nous allons étudier leur mode d'administration et leur manière d'agir.

TROISIÈME PARTIE.

MODE D'ADMINISTRATION.

I.

C'est surtout à sa source et dans l'établissement que l'eau thermale de Weissembourg est active et opère des guérisons remarquables ; transportée et bue à domicile, elle est plus difficile à digérer et provoque moins facilement des évacuations. Cette différence tient à l'altération que cette eau a éprouvée, et particulièrement à la diminution des parties gazeuses qui est très considérable, comme le professeur Brunner l'a reconnu, ainsi qu'à l'absence des conditions hygiéniques au milieu desquelles se trouvent les malades. M. le docteur Vogt disait, en 1849, qu'il ne se rappelait pas un seul cas dans lequel l'emploi de cette eau, prise loin de l'établissement, eût été suivi d'une amélioration résultant évidemment de ce mode de traitement. Il attribue à la position géographique de Weissembourg et au genre de vie qu'on y mène une grande influence sur les guérisons. M. le docteur Muller conseille cependant à certains malades, qui se trouvent dans l'impossibilité de rester assez longtemps dans son établissement, d'emporter quelques bouteilles d'eau minérale et de continuer leur traitement chez eux.

II.

Un médecin anglais, le docteur Bennet, « qui a d'autant mieux écrit sur les maladies chroniques de la « poitrine qu'il en était lui-même attaqué, » dit le chirurgien Pouteau, assure que la plus belle saison pour le traitement de ces maladies est le printemps, et que, pour celui de la phthisie pulmonaire particulièrement, l'automne et l'hiver sont défavorables. Nous pensons qu'il ne faut pas prendre ce précepte trop à la lettre, attendu qu'il est des localités où le printemps est rarement complètement beau.

A Weissembourg, l'eau thermale peut être prise depuis le commencement de juin jusqu'à la fin de septembre.

III.

La plupart des eaux minérales peuvent être administrées en boisson, en bains et en douches. La préférence à donner à chacun de ces modes varie suivant la manière d'agir de l'espèce d'eau que l'on emploie, et suivant l'idiosyncrasie de chaque individu; sous ce dernier rapport comme sous plusieurs autres, il serait utile que les malades ne se présentassent jamais dans un établissement thermal sans être porteurs d'une consultation rédigée par leur médecin ordinaire : celui des eaux y trouverait toujours quelques renseignements dont il pourrait profiter dans leur intérêt.

IV.

L'eau de Weissembourg est le plus souvent prise en boisson, tous les matins de cinq à sept heures, et le soir à la même heure, par verrée de quart-d'heure en quart-d'heure, quelquefois même toutes les dix minutes : le dernier verre doit être pris une heure avant le déjeûner, et le soir une heure avant le souper.

V.

Les buveurs commencent par un verre de grandeur

moyenne, et ils augmentent chaque jour de la même dose jusqu'à ce qu'ils soient arrivés à huit verres, nombre auquel ils restent pendant douze ou quinze jours, puis ils diminuent d'un verre tous les matins jusqu'à la fin de la cure. Le soir ils ne doivent prendre que deux verres, et souvent moins ou pas du tout. Quelques individus, surtout ceux qui manquent d'instruction, pensent qu'ils guériront plus tôt en dépassant ces doses, et boivent jusqu'à quinze ou vingt verres; chez les hommes du peuple forts et vigoureux, cet abus n'a pas toujours des suites fâcheuses, mais ils ne guérissent pas plus vite; chez les personnes moins robustes, il a l'inconvénient de déterminer des effets physiologiques trop prononcés et peut compromettre la guérison.

VI.

Les buveurs prennent ces eaux en se promenant dans une galerie ou dans les jardins : cet exercice est nécessaire à leur digestion.

VII.

Ce mode d'administration doit être modifié suivant l'âge, la constitution et l'état physiologique ou pathologique du malade : ces modifications ne peuvent être déterminées d'avance ; cependant nous pouvons dire, d'après les praticiens que nous avons cités, que les enfants au-dessous de huit ans ne doivent prendre que deux verres de cette eau, et quatre de huit à douze ans : les vieillards en boiront moins que les adultes, et les adultes d'une constitution faible, nerveuse ou détériorée par d'anciennes souffrances, pas plus que les vieillards. Pendant les époques menstruelles, le médecin n'en prescrira que deux à trois verres par jour.

VIII.

Chez certaines personnes, deux à trois verres suffisent pour amener l'action purgative, tandis que d'autres en supportent huit à dix sans aucun résultat de cette nature.

Quand l'effet purgatif ne se manifeste pas à l'époque accoutumée par une ou deux selles chaque jour, si l'état du malade continue de s'améliorer, il ne faut apporter aucune modification au traitement ; si, au contraire, des symptômes de gastrite bilieuse se montrent, si les malades se plaignent de gonflement, de constipation, etc., M. le docteur Muller prescrit alors l'eau de Püllmare, à la dose d'un ou de plusieurs verres, prise avant celle de Weissembourg : cette eau est analogue à celle de Sedlitz que nous employons souvent en France. Tout sel purgatif peut être également mis en usage en pareil cas.

L'action purgative n'est donc pas une condition de succès indispensable dans ce traitement; mais, à un faible degré seulement, elle est désirable pour modérer ou faire cesser plus vite certains phénomènes généraux d'excitation auxquels le traitement commence toujours par donner lieu. Si quelques malades prennent la diarrhée, il faut alors réduire, ou même, si elle est intense, suspendre complètement l'usage de l'eau thermale, et combattre ce nouvel état morbide par les moyens ordinairement prescrits.

IX.

La plupart des eaux sont employées en bains, et de là le nom par lequel on désigne généralement les établissements consacrés à leur administration.

A Weissembourg, les eaux minérales ne sont pas très souvent prises sous cette forme, cette manière de les prescrire étant rarement nécessaire dans le traitement des maladies catarrhales qui sont les plus nombreuses de celles que l'on y traite.

Néanmoins, quand ces bains sont ordonnés, on les

mélange presque toujours d'eau thermale et d'eau de fontaine ; leur durée varie d'un quart-d'heure à une heure : on les prend ordinairement le matin ; leur température, pour la plupart des malades, est de vingt-quatre à vingt-huit degrés Réaumur.

X.

On prend aussi quelquefois cette eau minérale en douches, surtout dans les maladies chroniques des viscères abdominaux.

XI.

La durée moyenne de la cure, à Weissembourg, est de vingt à vingt-cinq jours : moins longue, elle serait insuffisante ; trop prolongée au-delà de ce terme, les évacuations abondantes qu'elle déterminerait auraient l'inconvénient d'affaiblir l'organisme en général ; elles lui enlèveraient le degré d'énergie vitale dont la force médicatrice de la nature a besoin pour opérer la guérison, et les viscères sécréteurs, maintenus trop longtemps dans un état de surexcitation qui aurait été d'abord nécessaire, finiraient par en souffrir. Dans les cas de phlegmasie chronique grave et dans ceux de dégénérescence organique, il est souvent nécessaire de prolonger la cure au-delà de vingt-cinq jours, et même de la recommencer les années suivantes.

Si un viscère était devenu le siége d'une dégénérescence, d'une tuberculisation, par exemple, le traitement devrait donc en être long, et d'autant plus long que la maladie serait plus ancienne. Si, dans ces cas, l'on pouvait espérer une guérison, on ne pourrait y arriver qu'après avoir modifié la constitution générale du malade. L'emploi d'une médication plus énergique, dans l'espoir d'amener de force des crises salutaires, serait un mauvais moyen : l'état morbide chronique de la constitution, surtout quand il est héréditaire, ce qui arrive souvent, ne change radicalement ni en quelques semaines ni en quelques mois : il faut un traitement hygiénique et médical rigoureusement observé pendant des années.

XII.

Le traitement, à Weissembourg, doit être continué sans interruption pendant toute la durée de la cure, sauf dans quelques cas particuliers, lorsqu'une complication accidentelle force de mettre en usage un autre traitement, incompatible avec celui des eaux; quand l'organisme fatigué par la surexcitation des appareils sécréteurs a évidemment besoin de repos, et enfin quand le médecin croit qu'il est nécessaire de conseiller l'usage d'eaux minérales de différentes sources : dans ce cas le malade se trouve obligé de partager la saison des eaux entre deux établissements.

XIII.

Quand une médication par une eau minérale prise à sa source doit être répétée plusieurs années, il importe que, durant les intervalles de ces diverses cures, les malades reçoivent les soins d'un médecin. Ils devront être entourés de conditions hygiéniques analogues, autant qu'il sera possible, à celles de l'établissement où ils ont commencé à prendre les eaux et auxquelles on a cru pouvoir attribuer une part dans les guérisons qu'elles opèrent; parfois même il pourra leur être avantageux de reprendre à domicile l'eau minérale naturelle, si elle est de nature à pouvoir être transportée sans perdre une trop grande partie de ses qualités.

Pour qu'un traitement soit ainsi continué sans interruption pendant aussi longtemps, tantôt dans l'établissement thermal et tantôt à domicile, il faut qu'il existe une entente parfaite entre le médecin des eaux et celui de la localité habitée par le malade.

XIV.

Les personnes qui font usage des eaux de Weissembourg doivent prendre quelques précautions préservatrices des accidents que déterminent parfois les variations de température. Cependant il ne faut pas s'exagérer l'influence fâcheuse qu'elles peuvent avoir, d'abord parce que l'homme d'une constitution normale résiste facilement à de pareilles causes morbides, et ensuite parce que, d'après les renseignements que nous avons recueillis, il ne faut pas trop s'inquiéter des malaises que les changements de temps peuvent y causer : il est rare qu'ils soient graves et qu'ils obligent les malades à suspendre leur traitement.

XIV.

Si l'on a quelque raison de craindre la débilité que déterminent quelquefois, à la fin du traitement, les propriétés antiphlogistiques de l'eau de Weissembourg, M. le docteur Lutz conseille, dans ces cas, un séjour à la campagne, par exemple à Interlaken, ainsi que l'usage simultané d'une eau acidule gazeuse, et plus spécialement l'eau d'Ems; ou l'emploi des médicaments appartenant à la classe des amers aromatiques, ou enfin une autre cure aux bains de Gournigel. Cette dernière cure complémentaire, qui d'ordinaire ne se prolonge pas au-delà de dix à quinze jours, est souvent suivie d'une guérison complète.

QUATRIÈME PARTIE.

—

MANIÈRE D'AGIR DU TRAITEMENT SUIVI A L'ÉTABLISSEMENT THERMAL DE WEISSEMBOURG.

Considérations générales. — Si l'on voulait expliquer la guérison des malades qui prennent cette eau thermale par l'action des seules propriétés médicinales des substances qui entrent dans sa composition, la tâche serait difficile ; car, d'une part, les faits qui attestent leur efficacité sont nombreaux ; et, d'autre part, celles de ces substances qui jouissent de quelques vertus thérapeutiques positives, s'y rencontrent à des doses trop faibles pour croire qu'elles sont les seuls instruments des succès du traitement. Je pense donc que ces cures résultent à la fois de l'action médicatrice de l'eau minérale proprement dite, de l'influence des conditions hygiéniques au milieu desquelles vivent les malades, et de la bonne direction que M. le docteur Muller sait donner à l'emploi de tous ces moyens.

Au reste, cette opinion est aussi celle d'un savant qui a particulièrement étudié cette question, M. le professeur Vogt. Ce qui se passe à cet égard dans l'établissement thermal dont nous nous occupons a également lieu dans beaucoup d'autres, mais peut être que dans aucun l'on ne rencontrerait une aussi bonne direction des ressources thérapeutiques qui y sont offertes par l'art et surtout par la nature.

J'ai décrit la source minérale ainsi que les conditions hygiéniques qui se rencontrent dans la localité qu'elle occupe ; je vais maintenant faire connaître la manière d'agir de chacun de ces agents de guérison en particulier, et je traiterai ensuite de leur action simultanée sur l'organisme.

ACTION PARTICULIÈRE SUR L'ORGANISME DE CHACUN DES MOYENS DE GUÉRISON RÉUNIS A WEISSEMBOURG.

Eau minérale. — Etudier l'action d'une eau minérale quelconque, c'est étudier 1° son influence physiologique, 2° son influence thérapeutique.

1° L'influence physiologique de cette eau thermale sur l'organisme doit être étudiée dans chacun des principaux appareils. — *Appareil sensitif.* L'action de cette eau sur les centres nerveux et sur leurs dépendances est évidente ; elle se manifeste par les phénomènes morbides suivants : céphalalgie peu intense, mais parfois durable, souvent bornée à une partie limitée de la surface du crâne, et d'autres fois occupant toutes ses régions ; consistant ordinairement en une pesanteur de tête avec vertiges, tels que, quand ces malades lisent, ils voient vaciller les lettres et sont obligés de cesser leur lecture ; somnolence chez les uns, sentiment de faiblesse ou de fourmillement des membres inférieurs chez les autres ; quelquefois, mouvements spasmodiques des cuisses et des jambes ; enfin, une sensibilité très grande aux influences du climat. La plupart de ces phénomènes se font sentir pendant les premières heures qui suivent l'ingestion des eaux. Quand les malades en boivent le soir, ils éprouvent pendant la nuit de l'agitation et de l'insomnie. — *Appareil circulatoire*. La fréquence et la force du pouls s'accroissent un peu, mais ce léger trouble est souvent à peine sensible ; dans tous les cas, il se dissipe bientôt. — *Appareil lymphatique*. On ne tarde pas à remarquer la plénitude des vaisseaux appartenant à ce système, et il reste longtemps en état de fournir les matériaux des sécrétions abondantes qui ont lieu pendant le traitement ; la plénitude particulièrement des lymphatiques extérieurs est si grande, qu'une transpiration copieuse se manifeste souvent sous l'influence de la moindre fatigue. — *Appareil digestif.* Après quelques jours de traitement, la langue se couvre d'un enduit blanchâtre ; les malades ont des nausées, des borborygmes et des selles liquides. Ces phénomènes, qui se manifestent chaque jour peu après l'ingestion des eaux, sont ordinairement légers et sans fièvre ; le nombre des selles est de deux ou trois dans la matinée ; mais quand elles sont ainsi régulièrement établies, les symptômes nerveux et ceux qui caractérisent l'état bilieux ne tardent pas à s'amender, et même à disparaître plus ou moins complètement. Chez certains malades, les selles diarrhéiques durent plus longtemps, parfois même pendant toute la cure ; chez d'autres, elles n'ont cette fréquence que pendant peu de jours, mais chez presque tous au moins la liberté du ventre est parfaitement entretenue. — *Appareil sécrétoire de l'urine.* L'eau minérale pénètre rapidement dans le système capillaire : de là, l'abondance des urines et la fréquence de leur émission. Le docteur Rusch dit cependant que l'excrétion des urines est souvent difficile, et que parfois cette difficulté va jusqu'à la rétention : M. le docteur Peray, de Lausanne, m'a assuré avoir vu un malade atteint d'un engorgement de la prostate qui s'aggrava pendant qu'il faisait usage de cette eau thermale. Ces faits, malgré l'apparence de contradiction qui paraît exister entre quelques-uns d'entre eux, tendent cependant à prouver que ce traitement agit assez fortement sur les organes urinaires; et c'est ce qu'il importe aux praticiens de savoir. — *Appareil respiratoire.* L'un des premiers effets qu'éprouvent les malades consiste en un redoublement d'énergie vitale des organes de la respiration : les personnes qui sont atteintes de maladies anciennes de cet appareil, et c'est le plus grand nombre à Weissembourg, ressentent presque toutes, après quelques jours de traitement, une sorte de recrudescence de ces maladies. Ce redoublement d'intensité des phénomènes morbides qu'ils offraient depuis longtemps, s'explique par l'accroissement de vitalité des tissus qui en sont le siége.

2° Quant à son action thérapeutique, MM. les docteurs Muller, Jonquière, Benoit et Vogt pensent que l'eau minérale de Weissembourg est antiphlogistique et résolutive ; une pareille opinion, soutenue par des praticiens qui se sont occupés d'une manière spéciale de la question, mérite d'être prise en grande considération : aussi n'hésiterions-nous pas à nous ranger de leur côté, cependant avec cette restriction qu'ils ne tiennent compte, dans cette assertion, que de l'action définitive de ces eaux; car les phénomènes qu'elles déterminent ne sont pas, durant toutes les phases du traitement, de ceux que produisent ordinairement les antiphlogistiques et les résolutifs. Etayons cette opinion de quelques réflexions.

Les remèdes que l'on appelle antiphlogistiques et résolutifs n'ont pas des propriétés tellement précises et constantes qu'ils ne puissent, suivant les différentes périodes d'une maladie, avoir pour résultats des effets qui ne sont ni antiphlogistiques ni résolutifs ; il est également vrai que l'on entend généralement par antiphlogistiques et par résolutifs, ainsi que leur nom l'annonce, des moyens propres à combattre l'inflammation et à favoriser la résolution ; mais par combien de moyens différents ne peut-on pas aussi arriver à ce résultat !

Quant à la résolution en particulier, si nous cherchons à l'étudier dans sa nature même, nous sommes obligés de reconnaître qu'elle n'est pas une et identique dans tous les cas : ainsi, elle n'est pas la même dans une inflammation aiguë et dans un engorgement atonique ; elle doit et elle peut s'obtenir par des moyens différents, et non par une seule classe spéciale de médicaments. En conséquence, voulant apprécier en praticien la valeur thérapeutique de l'eau de Weissembourg, je crois devoir conclure des faits précités qu'il ne suffit pas d'avancer seulement qu'elle est antiphlogistique et résolutive ; je pense que, pour obtenir une appréciation exacte de sa manière d'agir, ainsi que pour fournir aux médecins les moyens de la prescrire à propos, il importe de l'étudier dans ses propriétés physiques, chimiques et médicinales ; et ce ne sera qu'après l'avoir envisagée de la sorte, que nous pourrons réunir quelques données positives sur son action thérapeutitique.

Propriétés physiques. — Ces propriétés, quoique destinées à jouer un faible rôle dans ce traitement, ne doivent pas être complètement négligées ; il en est une surtout qui suffirait à expliquer une partie de ses effets : cette propriété lui est commune, il est vrai, avec toutes les eaux minérales, mais elle n'en doit pas moins être mentionnée, c'est la grande quantité d'eau commune dont elle se compose relativement à celle des substances plus ou moins actives qu'elle renferme.

L'eau, ce véhicule doux et abondant de toutes les eaux minérales, facilite la dilution de leurs principes minéralisateurs, leur introduction dans nos vaisseaux et leur mélange avec la masse de nos fluides : triple condition qui doit être très propre à favoriser l'action médicale, ainsi que les propriétés délayantes et altérantes d'une eau minérale.

Celle de Weissembourg, considérée sous ce rapport de la quantité relative d'eau commune dont elle se compose, est donc une boisson délayante, et à ce titre elle peut être antiphlogistique.

La chaleur d'une eau minérale joue souvent un rôle important dans ses effets thérapeutiques ; celle dont nous nous occupons est cependant loin de se trouver dans ce cas : sa température peu élevée (de 22° à 23°) ne peut guère que venir en aide à ses qualités délayantes et antiphlogistiques.

Propriétés chimiques. — L'analyse a fait découvrir dans cette eau diverses substances ; j'ai déjà fait connaître les travaux des chimistes à cet égard. Les unes sont plus ou moins actives, et leurs effets sont appréciables : ce sont les sulfates de chaux, de magnésie, de soude et de potasse, qui sont tous plus ou moins purgatifs ; et le phosphate de chaux, le chlorure de sodium et le gaz acide carbonique, qui sont légèrement excitants. Voilà les principales substances dont les praticiens sont en droit d'attendre quelques effets sensibles.

Il en est d'autres qui semblent, par l'insignifiance de leurs vertus médicinales ou par leur petite quantité, devoir échapper, sous le rapport de leur manière d'agir, à tous nos moyens d'investigation : ces substances sont le sulfate de strontiane, le silicate de soude, la silice, l'oxide de fer, les sels de lithine et les iodures. Or, parce que nous ne concevons pas bien que ces substances, telles que les chimistes nous les présentent, puissent agir d'une manière un peu active, est-ce une raison de croire qu'elles ne prennent aucune part aux guérisons qui s'opèrent à Weissembourg? Non, assurément : la science est loin d'avoir dit son dernier mot sur la composition chimique des eaux minérales, même de celles que les chimistes ont étudiées avec le plus de soin; et cela est prouvé par la différence que l'on trouve toujours, dans leurs effets, entre les eaux minénérales naturelles et les eaux minérales artificielles. Il est donc possible que les vertus médicinales d'une eau thermale quelconque tiennent en partie à quelques conditions d'être qui aient échappé jusqu'à présent aux recherches des savants.

Quant à l'insignifiance reconnue des propriétés de celles de ces substances dont les chimistes ont cependant très bien déterminé l'existence et la quantité, ne serait-il pas possible aussi que ces substances, sans vertus dans les conditions ordinaires et isolées, en eussent même d'énergiques alors qu'elles se trouvent dans des conditions différentes, divisées par exemple, comme il n'appartient qu'à la nature de pouvoir le faire, et combinées avec les autres éléments de composition des eaux dont elles font partie? Enfin, sommes-nous dans le vrai quand nous ne tenons aucun compte de quelques-uns de ces agents thérapeutiques trouvés dans les eaux minérales, par la seule raison qu'ils y sont à des doses infiniment inférieures à celles auxquelles nous sommes dans l'habitude de les prescrire? Pas davantage : les sciences ne fournissent-elles pas une multitude de faits qui prouvent la puissance d'agents, même imperceptibles, sur le corps vivant? les empoisonnements par les venins, par les effluves, le virus rabique, etc., n'en sont-ils pas des exemples remarquables? Devons-nous donc être étonnés, après de pareils faits, que certaines substances, qui se trouvent en si petite quantité dans une eau minérale qu'il est difficile d'en constater l'existence par les opérations chimiques les mieux dirigées, puissent au contraire y devenir très facilement appréciables par leurs propriétés médicinales sur l'organisme malade?

Continuons donc de relater avec soin toutes les découvertes faites par les chimistes sur la composition des eaux minérales, et espérons que de nouvelles analyses jointes à de nouvelles études cliniques nous amèneront à une connaissance plus complète de leur composition, ainsi qu'à des données plus positives sur les avantages que pourra en retirer la médecine pratique.

Propriétés médicinales.—Le premier effet que produit l'eau thermale de Weissembourg est excitant : le phosphate de chaux, le chlorure de sodium et le gaz acide carbonique, qui entrent dans sa composition, expliquent ce résultat ; les phénomènes physiologiques et pathologiques qui accompagnent plus ou moins immédiatement leur administration, tels que la céphalalgie, l'agitation, les vertiges, l'accroissement de l'activité fonctionnelle des lymphatiques extérieurs, les symptômes de gastro-colite, l'abondance des urines, etc., attestent également un surcroît d'énergie vitale de tout l'organisme, une stimulation manifeste de ses principaux appareils ; cette excitation est, en outre, favorisée par l'état d'échauffement dans lequel se trouvent les malades en arrivant, surtout quand ils viennent de loin et quand ils n'ont pas l'habitude des voyages.

Ce premier effet du traitement ne se maintient à un certain degré d'intensité que peu de jours ; une véritable tolérance ne tarde pas de s'établir, et il ne reste bientôt plus que le degré de surexcitation nécessaire pour amener la maladie à une heureuse fin : c'est à cette époque de tolérance, et quand les voies excrétoires sont en grande activité, que les malades commencent à éprouver un soulagement sensible. L'eau de Weissembourg, prise à des doses assez élevées, six à huit verres par jour, entretient une grande liberté dans l'exercice de toutes les fonctions sécrétoires et excrétoires, qui deviennent alors autant d'émonctoires au service de la force médicatrice de la nature, émonctoires destinés à porter au dehors des matières qui, dans l'intérêt du rétablissement de la santé, doivent être rejetées.

C'est prises en boissons que ces eaux sont le plus actives, et qu'elles déterminent tous les effets généraux dont je viens de parler; c'est aussi sous cette forme qu'elles sont presque toujours prescrites.

Nous avons dit que l'eau minérale de Weissembourg était rarement employée en bains; nous n'en pensons pas moins qu'administrée sous cette forme elle peut rendre quelques services importants, et qu'étudiée au point de vue de la manière d'agir dans ces cas, elle mérite de devenir l'objet de quelques réflexions.

Le rôle important que l'usage des bains peut jouer dans le traitement des affections chroniques m'autorise à les ranger parmi les moyens de guérison que doit toujours renfermer un établissement thermal destiné au traitement de ces maladies, et me fait un devoir d'expliquer leur manière d'agir dans ces cas.

La peau, ce vaste organe qui enveloppe tout le corps et qui, après avoir subi quelques modifications dans son organisation, pénètre à l'intérieur pour y tapisser de larges surfaces, est douée d'un réseau de nerfs qui la met en relations intimes avec tous les viscères, ainsi que d'un système de vaisseaux lymphatiques qui en fait un appareil absorbant et excréteur de premier ordre.

Avec une structure pareille, des remèdes introduits par cette voie doivent avoir sur toute l'économie une action générale des plus puissantes.

Les bains doivent donc leur efficacité à leur action directe sur le derme, action qui se réfléchit sympathiquement, par le moyen du système nerveux, sur les viscères; et à ce qu'ils portent, à la manière des altérants, les agents thérapeutiques, par la voie des lymphatiques, jusque dans les profondeurs de l'organisme.

A Weissembourg, les bains, que l'on ne regarde guère que comme des moyens auxiliaires, sont assez rarement prescrits, surtout dans le traitement des affections catarrhales pulmonaires; ils le sont plus souvent, ainsi que nous l'avons dit, dans celui des lésions des organes abdominaux, et même dans celui de quelques névroses.

Dans le traitement d'un grand nombre de maladies chroniques, les bains domestiques, les bains émollients peuvent rendre de nombreux services : ils entretiennent la peau dans un état de propreté qui favorise la transpiration, en même temps qu'ils facilitent sa faculté absorbante; ils deviennent calmants en diminuant l'irritabilité excessive du derme et, par suite, de tout l'organisme; ils tendent à rétablir l'équilibre entre l'action nerveuse de la peau et celle des viscères : c'est ainsi qu'ils font disparaître ces malaises qu'éprouvent surtout les femmes nerveuses, et qu'elles désignent par cette locution vulgaire de *faiblesse des nerfs*. Ce défaut d'équilibre entre les forces nerveuses étant l'une des principales causes de l'altération de la nutrition, et conséquemment de l'amaigrissement, on conçoit que le retour de l'état normal, dans ces cas, sera l'un des résultats de l'usage des bains. Les bains domestiques et minéraux peuvent avoir encore d'autres avantages : ils deviendront particulièrement nécessaires, comme remèdes locaux, dans beaucoup de maladies de la peau; les éléments chimiques que contiennent les eaux minérales, mis en contact avec toutes les bouches absorbantes de la périphérie, doivent alors être rapidement portés dans le torrent circulatoire, et leur absorption par cette voie, dans tous les cas que nous venons de citer, ne peut donc que venir en aide à la propriété curative de l'eau que les malades prennent en boisson. Enfin, dans le traitement de Weissembourg, en détruisant l'éréthisme de l'économie, ils faciliteront particulièrement cette détente générale qui doit suivre la période d'excitation et précéder les évacuations critiques.

Administrée en douches, cette eau minérale agit d'abord comme toute espèce de liquide, par le choc de la partie qui la reçoit. Cette action purement physique est stimulante, et elle l'est d'autant plus que la région du derme douchée est douée d'un degré de sensibilité plus élevé ; elle peut donc accroître l'énergie vitale des tissus soumis à son influence, ou bien elle peut être suivie d'un effet dérivatif : quant à l'action thérapeutique des principes médicamenteux qu'elle renferme et qui pourraient être absorbés, elle est faible, à cause de leur petite quantité et du peu de durée de leur contact avec les bouches absorbantes. On trouve donc rarement l'occasion d'employer cette eau thermale sous forme de douches ; on la prescrit cependant parfois : ainsi, dans le traitement des maladies chroniques des viscères abdominaux et particulièrement dans celui des affections du foie, on la combine alors avec l'usage de l'eau en boisson et les autres moyens appropriés.

Conditions météorologiques.—L'influence de l'air que l'on respire joue un rôle important dans le traitement des maladies chroniques de l'appareil respiratoire ; les remèdes administrés par cette voie ont l'avantage d'exercer directement ou presque directement leur action médicatrice sur les tissus malades eux-mêmes. Il est impossible en effet que l'air, en pénétrant jusque dans les dernières ramifications bronchiques, n'ait pas sur les organes respiratoires une action qui contribue pour beaucoup aux bons effets de la médication.

L'établissement de Weissembourg, malgré le peu de durée de son insolation de chaque jour, malgré ses fréquentes variations de température et ses pluies souvent suivies de fraîcheurs, a toujours passé pour très sain, et les personnes affectées de maladies de la poitrine se sont constamment bien trouvées du séjour qu'elles y ont fait. Situé au versant méridional de la montagne et protégé contre tous les vents par les tortuosités du rocher, les temps orageux n'y sont ni assez prononcés ni assez durables pour impressionner vivement l'organisme.

Pour étudier avec fruit la manière d'agir de l'air de Weissembourg, commençons par rappeler qu'il est reconnu, d'après l'observation et l'expérience, qu'un air doué d'un certain degré de chaleur et d'humidité, qu'un air qui est en même temps chargé de parfums balsamiques, est celui qui convient le mieux aux individus atteints de maladies chroniques et particulièrement de celles qui affectent les organes pulmonaires : or, nous avons déjà appris à nos lecteurs que telles étaient les conditions météorologiques de la gorge de Weissembourg. L'air que l'on y respire les offre toutes : il doit sa chaleur aux rayons du soleil, qui dans leur court passage s'y concentrent cependant assez chaque jour pour que la température y reste très élevée; il doit son humidité au bouillonnement du torrent et des ruisseaux qui descendent à travers les rochers, ainsi qu'à l'air humide des montagnes environnantes; enfin, il doit ses propriétés balsamiques aux exhalaisons que fournissent les plantes résineuses des forêts.

On comprend dès-lors pourquoi ce n'est qu'en séjournant dans le ravin que l'on peut compter sur une heureuse influence de ces conditions météorologiques; en dehors de l'établissement, et surtout sur la montagne, les conditions seraient bien différentes. Le soin avec lequel M. le docteur Muller défend les excursions lointaines repose donc sur l'expérience qu'il a de l'action des agents thérapeutiques qui se rencontrent dans son établissement.

La chaleur sans humidité et sans émanations balsamiques ne suffit pas, elle peut au contraire exercer une influence fâcheuse sur la marche de ces maladies. Les médecins de Rome attribuent à l'air sec et chaud de cette capitale du monde chrétien les ravages que la phthisie pulmonaire exerce sur ses habitants; nous tenons ce fait du célèbre Matthaeis, médecin de Rome, dont personne ne contestera l'autorité en ces matières.

On sait que les vapeurs balsamiques artificielles ont été administrées dans le traitement de la phthisie pulmonaire, et ont produit de bons effets. Ce moyen curatif est peut-être trop négligé aujourd'hui; il y a longtemps cependant que l'on a cité le cas remarquable d'un phthisique qui fut d'abord soulagé pour avoir humé par hasard la fumée qu'exhalait un mélange chaud de cire et de poix-résine dans lequel il plongeait des bouteilles pour les goudronner, et qui fut définitivement guéri en continuant l'usage du même remède administré d'une manière plus régulière (1).

L'action d'un air chaud, humide et balsamique est donc très propre à devenir au moins un adjuvant puissant dans le traitement des maladies chroniques, et particulièrement de celles qui affectent les organes pulmonaires : cet air agit par ses propriétés émollientes et antiphlogistiques, en calmant l'irritabilité du

---

(1) OEuvres de Pouteau, t. I, p. 419.

derme, de la muqueuse respiratoire, et sympathiquement celle de tout l'organisme; il contribue à entretenir la diaphorèse, et dispose ainsi le corps à des transpirations faciles et nécessaires : l'eau thermale, dans cette médication, commençant toujours par exciter l'organisme et gorger outre mesure les lymphatiques extérieurs, il devient utile de le tempérer pour produire la détente des appareils excrétoires, et ouvrir ainsi des voies de dégorgement à ces fluides. On conçoit, dès-lors, le rôle important que joue dans ce traitement la concordance d'action thérapeutique de l'eau minérale et des conditions météorologiques.

D'après ce que nous venons de dire, il serait difficile, je crois, de méconnaître la part d'influence que doivent avoir, dans le traitement des maladies, les conditions météorologiques qu'offrent les thermes de Weissembourg; il est incontestable que la nature a fait beaucoup pour que l'air que l'on y respire devienne lui-même un agent de guérison presque aussi puissant que l'eau minérale elle-même (1).

---

(1) Certaines localités des environs de Lyon offraient anciennement ces conditions météorologiques salutaires, aussi les praticiens de Montpellier envoyaient-ils alors les malades atteints de phthisie pulmonaire dans cette ville

Habitations. — Les maisons, construites en grande partie en bois de sapin, sont assez bien appropriées aux besoins des malades; elles sont plus chaudes que des maisons en maçonnerie. Ces dernières auraient l'inconvénient de conserver l'humidité froide du mortier, qui pourrait compromettre le succès du traitement. Cette humidité serait accrue et entretenue, dans ces constructions, par leur contact ou leur voisinage avec les montagnes environnantes.

La distribution intérieure de chaque bâtiment est bonne; les malades peuvent aller partout, sans sortir,

---

pour y respirer l'air de la Saône. Si, de nos jours, les propriétés médicatrices de ce climat ont semblé décroître, c'est sans doute parce que la disposition des lieux a changé : ainsi l'élargissement de la gorge que la Saône offrait à l'entrée de Vaise, nécessité par le besoin d'espace à l'entrée d'une grande ville, en favorisant l'accès des vents, a dû y abaisser la température; l'endiguement de la rivière et la destruction des ruisseaux qui descendaient des montagnes ont fait disparaître ce degré d'humidité qui est si favorable dans le traitement de certaines maladies chroniques; enfin, le déboisement des coteaux a dû enlever à l'air qu'on y respirait les émanations balsamiques et aromatiques que lui fournissaient ces forêts.

sans s'exposer aux intempéries. Le mobilier, sans luxe, est suffisant. Quant à certains services, tels que la boucherie, les cuisines, etc., ils sont assez isolés, et ne peuvent pas compromettre la salubrité.

Vêtements. — Ils doivent être habituellement assez chauds pour que le corps n'ait jamais à souffrir des froids légers et passagers qui suivent les variations de température. Des maladies qui se jugent par un surcroît d'abondance des fluides excrétés ont besoin que les évacuations soient constamment favorisées par l'entretien, à la périphérie, d'une chaleur douce et permanente ; aussi est-il recommandé d'augmenter ou de diminuer, suivant le temps, la chaleur des vêtements ; les malades sont même quelquefois obligés d'en changer pendant la journée.

Personnel. — J'ai parlé de l'ordre qui règne dans cet établissement ; j'ai fait remarquer que la plupart des emplois y sont confiés à des parents de M. le docteur Muller. Indépendamment de l'intérêt qu'inspire une nombreuse famille dont les membres, bien unis, travaillent tous à une œuvre commune, le praticien doit voir dans cette organisation une condition favorable à la guérison des malades. Rien n'est plus propre, en effet, à favoriser ce succès qu'une entente parfaite entre les personnes chargées des différents services, et surtout que l'existence d'un seul et unique médecin directeur de tous les emplois (1).

Quelle serait, en effet, l'organisation parfaite d'un établissement thermal? Comme la plupart des services s'y rattachent aux différentes branches d'une science médicale qui est l'hygiène, ils ne peuvent être bien compris et par conséquent bien dirigés que par un homme versé dans cette science; des médecins d'établissements thermaux comme nous en voyons souvent, non-seulement mal secondés, mais contrariés, empêchés dans le bien qu'ils pourraient faire, par un propriétaire, par des administrateurs, par un directeur, par un fermier, n'importe le nom, tous gens étrangers à la science, ces médecins, dis-je, resteront indéfini-

---

(1) « Ce qui manque dans la plupart de nos thermes, c'est le personnel, » a dit M. le docteur Patissier dans son remarquable rapport sur le service médical des établissements thermaux (page 2). Cette réflexion, faite au nom des hommes distingués dont se compose la Commission des eaux minérales instituée dans le sein de l'Académie de médecine de Paris, appellera, il faut l'espérer, l'attention de l'autorité sur cette infériorité de quelques-uns de nos établissements thermaux.

ment dans l'impossibilité de faire toutes les améliorations que réclamera l'intérêt des malades.

Je reconnais cependant que cette direction de toutes choses confiée à un seul homme serait difficile dans des établissements considérables, fréquentés par des milliers d'individus ; mais si l'on défalquait de ces masses toutes les personnes qui jouissent d'une bonne santé et qui ne viennent chercher aux eaux que des plaisirs ou des jeux ruineux, et qui par conséquent peuvent très bien loger ailleurs que dans le voisinage des sources, le nombre de ceux qui resteraient se trouverait dès-lors bien réduit. Si ce nombre, ainsi réduit, était encore trop grand, il serait possible, dans ce cas, de retrouver les avantages d'une direction générale et unique dans la division des malades par sections, à la tête de chacune desquelles serait un médecin-directeur, adjoint du médecin en chef.

Quant aux attributions de ces divers chefs de service, il est facile de voir en quoi elles consisteraient : le médecin en chef serait chargé de l'organisation et de la direction générale des choses qui sont d'un usage commun à tous les malades, ce qui comprend, par exemple, leur admission, l'administration des eaux, le régime, les logements, les exercices, les amusements, la durée du traitement, etc. Chaque malade nouvellement arrivé serait examiné par lui, et son admission accordée ou refusée ; ceux qui n'offriraient ni chance de guérison, ni chance de soulagement, seraient renvoyés. Il ne faut pas, sans utilité, rendre plus fréquent dans un établissement thermal le spectacle affligeant et par conséquent affaiblissant de la douleur ; c'est déjà trop pour chacun d'avoir à supporter la vue des souffrances des individus qui sont en traitement comme lui et les siennes propres, il ne faut pas y ajouter le spectacle des malheureux qui ne pourraient retirer aucun bénéfice du traitement.

Les médecins adjoints, subordonnés au médecin en chef et partageant ses idées médicales, surveilleraient et dirigeraient l'administration du traitement sur le nombre de malades qui leur serait confié, nombre qui ne dépasserait pas leurs forces ; ils conféreraient chaque fois qu'il en serait besoin, à leur sujet, avec le médecin en chef.

Il serait bien qu'il y eût dans tous les établissements thermaux un registre d'observations cliniques, sur lequel les médecins adjoints inscriraient l'histoire médicale de chacun de leurs malades.

Le choix d'un médecin en chef qui fût à la hauteur de ses fonctions serait une affaire importante ; il devrait être nommé par le ministre dans les attributions duquel se trouveraient les établissements thermaux, et choisi parmi des candidats présentés par l'Académie impériale de médecine de Paris. Ce médecin, devant à la fois exercer l'art de guérir et diriger l'établissement, devrait par conséquent posséder, en outre de ses connaissances en médecine pratique, l'esprit d'organisation, et jusqu'à un certain point les talents de l'administrateur (1); il devrait aussi avoir des connaissances étendues dans les sciences accessoires, et surtout en chimie.

Le service médical des établissements d'eaux minérales ainsi organisé aurait des avantages incontestables : on n'y verrait plus la confiance d'un beaucoup trop grand nombre de malades se porter à tort ou à raison sur tel ou tel médecin à la mode, et l'accabler de façon qu'il lui devient matériellement impossible, quels que soient son mérite et son activité, de leur donner tous les soins dont ils auraient besoin; on ne verrait plus le médecin pauvre de science, mais riche de savoir-faire,

(1) Il ne serait peut-être pas très facile de trouver immédiatement des médecins administrateurs, mais il s'en formerait avec le temps, comme il s'en est déjà formé pour les maisons d'aliénés, tels que MM. Foville, Girard, Parchappe, etc.

quoique nouvellement arrivé, s'emparer facilement d'une confiance qu'il ne mérite pas et l'exploiter à son profit, au grand détriment d'un praticien modeste et expérimenté ; le public serait délivré du spectacle de ses scènes scandaleuses qui ont lieu quelquefois entre des médecins rivaux, qui ne craignent pas de compromettre par leur désaccord l'existence des malades et la dignité de l'art qu'ils professent; enfin, les malades trouveraient dans le registre des observations cliniques l'avantage de pouvoir, en emportant une copie de ce qui les concerne, donner à leur médecin ordinaire une connaissance exacte de ce qu'ils ont fait et éprouvé aux eaux ; et, dans le cas où ils y reviendraient, quelqu'éloignée que fût cette seconde campagne de la première, le médecin des thermes trouverait dans ces notes des détails utiles à connaître pour bien appliquer un second traitement.

Ces avantages, trop rares dans les établissements thermaux, les malades les ont jusqu'ici rencontrés à Weissembourg : le médecin de cet établissement interroge et examine avec soin tous ses clients lorsqu'ils arrivent; il renvoie ceux qui ne pourraient retirer aucun bénéfice de l'usage des eaux ; il observe les autres, et les dirige dans les différentes phases de leur traitement ; l'influence qu'il a sur tous ses employés lui rend facile la surveillance et la direction de tout ce qui se rattache à l'hygiène et particulièrement au régime.

M. le docteur Muller est sur tous ces points grandement aidé par M. le docteur Jonquière. Mes lecteurs connaissent déjà le nom de ce praticien distingué, par les citations que j'ai faites de son ouvrage. A mon grand regret, il était absent lorsque j'ai visité Weissembourg, et je n'ai pu m'éclairer alors de son expérience.

Quiétude d'esprit. — La quiétude d'esprit est une condition de santé et de guérison que l'on devrait rencontrer dans tous les établissements thermaux. C'est souvent dans ce but que l'on conseille le séjour à la campagne; et l'on prescrirait beaucoup plus souvent l'usage des eaux minérales, si l'on était certain que les malades y trouvassent le calme et la tranquillité dont ils ont besoin : malheureusement les thermes les plus fréquentés sont précisément ceux qui, sous ce rapport, laissent le plus à désirer. Les jeux n'y sont plus un simple moyen de distraction, ils alimentent une passion qui agite l'âme et échauffe le corps; les malades, prenant souvent trop de part à tout ce qui se passe autour d'eux, aux bals, aux veilles, aux longues promenades, etc., vivent alors au milieu de conditions morales qui disposent mal l'organisme à cette détente générale sans laquelle la solution critique des maladies n'est pas possible.

Il est facile de trouver le repos à Weissembourg : l'aspect des lieux, l'ordre qui y règne et le caractère de la société que l'on y rencontre, permettent aux malades, pour peu qu'ils en aient besoin, d'y vivre dans une douce tranquillité.

Amusements. — Quoique l'usage thérapeutique des eaux minérales date de bien des siècles, ce n'est guère que depuis le dix-huitième siècle, disent les auteurs modernes, qu'elles ont été signalées comme des lieux de plaisirs. Sans doute ces amusements n'eurent d'abord pour but que d'aider les malades à supporter l'ennui du séjour aux eaux, ensuite ils en furent regardés comme des adjuvants; enfin, dans quelques établissements aujourd'hui, les jeux et les plaisirs attirent beaucoup plus d'étrangers que le besoin réel du remède que l'on y trouve.

L'importance que l'on attache maintenant aux amusements et aux distractions dans les établissements thermaux ne tient pas seulement aux progrès de la civilisation qui pousse trop souvent aux occupations frivoles au détriment des travaux sérieux, mais aussi, et peut-être plus encore, au besoin plus grand que nous avons de certains de ces plaisirs, l'exercice, par exemple, pour remédier à des désordres de la santé beaucoup plus communs aujourd'hui qu'autrefois : ainsi le tempérament, comme le caractère, se modifie avec les mœurs, avec l'état de la civilisation, peut-être même avec les institutions gouvernementales. Il ne serait pas très difficile à un observateur attentif de signaler de singuliers rapports entre ces modifications et les maladies régnantes : ainsi, par exemple, il est permis d'affirmer que depuis un demi-siècle nos institutions libérales et parlementaires ont modifié les habitudes morales, le caractère et jusqu'à la constitution physique de nos classes influentes.

L'ambition, la cupidité et la jalousie sont devenues les passions dominantes de la bourgeoisie, et même des masses, comme elles l'étaient des classes plus élevées. Le Français d'aujourd'hui est moins gai, moins lettré, et souvent plus occupé des affaires publiques que des siennes propres. Ce changement dans le caractère national se dessine dès l'enfance, et nous voyons assez souvent nos lycéens consacrer les heures de récréation à des lectures ou à des causeries sérieuses que, dans l'intérêt de leur santé, on est quelquefois obligé de leur défendre ou au moins de modérer. Ces faits expliquent le plus grand nombre d'affections nerveuses graves que l'on observe maintenant, ainsi que le parti que l'on tire de la gymnastique et surtout des voyages, en envoyant souvent les malades à divers établissements thermaux où ils trouvent, en outre des eaux qui peuvent leur être plus ou moins salutaires, des distractions et des plaisirs.

C'est donc maintenant une question sérieuse que celle des amusements que l'on peut offrir aux malades aux eaux minérales, attendu que ces amusements peuvent y devenir un moyen de guérison de plus à la disposition des médecins.

Dans la plupart des thermes, les amusements consistent dans l'exercice, les jeux, la musique, la conversation, la lecture, etc. Toutes ces choses peuvent devenir des agents de guérison, ou au moins des auxiliaires plus ou moins puissants de ces agents; c'est au médecin à savoir en tirer parti dans le plus grand intérêt des malades.

L'heureuse influence de l'*exercice* sur l'organisme est un fait reconnu depuis longtemps : pris avec mesure, il est surtout salutaire dans le traitement des maladies chroniques; par un ébranlement léger et soutenu, il accroît l'activité fonctionnelle des viscères et particulièrement de ceux dont se compose l'appareil digestif; il suffit même souvent pour leur rendre la force qu'ils ont perdue et pour y rétablir, au moins temporairement, l'état normal : c'est ainsi que l'on voit des personnes dont l'estomac est depuis longtemps débilité, irritable et incapable de bien fonctionner, recouvrer cette faculté en voyageant.

Pour un grand nombre d'individus, le voyage qui précède leur arrivée aux eaux, considéré comme exercice, a déjà en quelque sorte l'avantage de commencer leur traitement, et une fois arrivés ils devront continuer d'en faire ; il importe donc qu'il y ait dans un établissement thermal et dans ses environs des promenades agréables.

Comme les malades ne peuvent pas toujours se promener, la monotonie de cet exercice et la fatigue qui s'ensuivrait ne pouvant manquer de le rendre bientôt insupportable, il faudrait aussi qu'ils eussent sous la main des moyens variés de s'exercer sur place, tels que des instruments de gymnastique : les enfants, les jeunes personnes qui accompagnent leurs parents en profiteraient également.

Les moyens de faire de l'exercice ne manquent pas à Weissembourg : si les malades qui y arrivent avaient l'estomac dans l'état d'irritabilité et de débilité dont je viens de parler, le voyage qu'ils viennent de faire aura déjà pu, à lui seul, améliorer leur état (1); quelques-uns même pourraient avec avantage, avant d'arriver aux eaux, faire quelques excursions dans les cantons qui se trouvent sur leur passage : cette époque vaudrait mieux que celle du retour ; la peau restant après le traitement dans un état de turgescence assez prononcé, le moment serait mal choisi pour l'exposer aux fraîcheurs de certaines localités.

Une fois dans l'établissement, la promenade continue d'être l'un des éléments de leur traitement ; on les voit tous les matins, le verre en main, se promener pendant deux heures dans la galerie des buveurs ou dans le voisinage des fontaines : l'espèce de gravité empressée avec laquelle ils se livrent à cet exercice annonce bien qu'il leur est ordonné ; ensuite, et pendant la journée, ils peuvent choisir entre divers jeux : le billard, la danse, le volant, les quilles, le tonneau, etc. Quant aux promenades plus ou moins éloignées, les uns parcourent les chemins ombragés tracés le long du torrent et sur les coteaux ; d'autres fran-

---

(1) Le chemin de fer de Lyon à Genève, qui vient d'être décrété, réduira de moitié environ le temps nécessaire aujourd'hui pour aller de la première de ces deux villes à Weissembourg.

chissent les limites du ravin, arrivent sur les hauteurs pour jouir des points de vue des environs, et même, quand le docteur le permet, ils vont plus loin faire des excursions dans les gracieux vallons du Simmenthal et de l'Oberland.

Les malades doivent user avec modération et précaution de ces différents exercices ; M. le docteur Muller a raison de les surveiller avec une certaine sévérité. Les uns, en effet, atteints d'affections catarrhales graves ou de phthisie, ne doivent guère s'éloigner du ravin où ils trouvent un air parfaitement approprié à leur état; les convalescents, et surtout ceux qui sont affectés de lésions des viscères abdominaux, peuvent plus facilement s'éloigner de la gorge et se promener sur les hauteurs.

Jeux.— Je ne parlerai pas ici de ceux qui ont pour but essentiel certains exercices physiques, je viens de dire les avantages que l'on peut en retirer; quant à ceux de cartes, de hasard et autres, lorsqu'ils n'ont pour but que le gain que l'on peut y faire, ils ne doivent jamais être tolérés : car, si les malades s'y livrent avec passion, ils ne peuvent avoir que des inconvénients ; ceux qui jouent ainsi donnent au repos un temps que, dans l'intérêt de leur santé, ils feraient mieux de donner à l'exercice, et leur moral se livre à une agitation plus propre à empêcher la guérison qu'à la favoriser.

J'ai fait connaître les jeux que les malades trouvent dans les salons ; quand ils en usent avec modération, ainsi que j'en ai été témoin, ils peuvent devenir un utile moyen d'occupation et de distraction, surtout lorsque le mauvais temps et la gravité de la maladie ne leur permettent pas de sortir.

La *musique* est un des amusements qui peuvent contribuer au rétablissement de la santé : une mélodie suave calme les sens, et détermine dans l'organisme une détente générale très propre à aider les efforts de la nature. La musique est le seul art qui émeuve l'âme sans le concours de l'esprit ; on peut donc la cultiver sans craindre qu'elle dispose les malades aux congestions cérébrales, comme certains jeux ; elle est aussi un moyen agréable de passer le temps : l'influence de la musique sur le système nerveux est donc incontestable, et, conseillée avec discernement, elle peut devenir un agent thérapeutique puissant.

On fait assez souvent de la musique aux thermes de Weissembourg ; j'y ai entendu quelques dames de la Suisse allemande qui avaient un talent remarquable.

Conversation. L'intérêt des malades atteints de phlegmasie chronique veut que le séjour des eaux ne leur soit pas pénible, car les remèdes agiraient mal sur des individus attristés : les affections morales ont pour effet de débiliter l'organisme et de concentrer les fluxions nerveuses et sanguines sur les viscères, ce qui serait le contraire de ce que l'on cherche dans le traitement de ces maladies. Il y a des personnes qui savent se faire partout une société, et trouver avec qui causer; mais il y en a d'autres qui, si elles n'étaient pas en relations en quelque sorte forcées avec leurs voisins, resteraient isolées et vivraient fort tristement. Enfin, dans un établissement d'eaux minérales qui n'offrirait aucun sujet de distraction, l'ennui pourrait avoir un autre inconvénient, celui d'en dégoûter les malades, qui se décideraient difficilement, l'année suivante, à quitter leur famille pour y revenir.

A Weissembourg, les étrangers habitent les mêmes corps de bâtiment, mangent aux mêmes tables, et vivent enfin à peu près toujours ensemble, ce qui rend les relations et les causeries plus faciles et presque obligées. Des liaisons plus ou moins intimes se forment plus aisément au milieu de cette vie commune, que dans les établissements où les malades sont disséminés dans les hôtels des environs.

La *lecture*, comme les causeries et la musique, peut donner aux malades de douces et d'agréables distractions, ou seulement une occupation utile dans les temps de loisir. On trouve dans le salon quelques journaux et un bien petit nombre de volumes. Peut-être M. le docteur Muller juge-t-il qu'il n'est pas dans l'intérêt de ses malades de les encourager à la lecture; je crois en effet que, le plus souvent, ils ont plus à gagner à se livrer aux exercices physiques que leur offre l'établissement.

Telle est la manière d'agir des amusements et des sujets de distraction que l'on trouve à Weissembourg: ils ne sont ni aussi nombreux ni aussi bruyants que ceux de beaucoup d'autres établissements thermaux; mais, attendu la nature des maladies que l'on y traite, il serait peut-être dangereux qu'il en fût autrement: les phthsiques, par exemple, ne sont souvent que trop enclins aux plaisirs; il ne faut, par conséquent, pas trop les y pousser. Les jeux assez calmes auxquels on se livre dans cet établissement, la conversation et les lectures, la musique et les promenades, par cela même qu'ils sont modérés, ne contribuent que mieux à entretenir cette douce quiétude de l'esprit si propre à calmer les ardeurs du corps et à tempérer cette fièvre lente qui dévore l'organisme des malades atteints d'affections chroniques avancées.

Le *régime alimentaire*, qui joue un rôle si important dans le traitement de toutes les maladies, ne pouvait manquer d'être l'objet d'une attention scrupuleuse à Weissembourg.

En général, les individus atteints d'affection chronique, lassés par la durée de leurs souffrances et par l'inefficacité des remèdes, s'ils font quelques efforts pour éviter les écarts de régime, y mettent si peu de persévérance et souvent si peu d'intelligence, que leurs maladies n'en marchent guère plus lentement. Il en est même qui ne tiennent aucun compte des conseils qu'on leur donne, et qui, prenant des aliments sans choix et sans mesure, entretiennent leur organisme dans un état de surexcitation qui rend leurs digestions de plus en plus difficiles : cette conduite les prédispose à des phlegmasies intercurrentes, et hâte le passage de la période purement inflammatoire à celle de dégénérescence organique.

Or, ce régime sévère si difficile à observer chez soi, cesse de l'être dans un établissement de santé bien organisé : d'abord, parce qu'une puissance d'entraînement rend facile tout ce que l'on voit faire aux personnes parmi lesquelles on est obligé de vivre ; ensuite, quand un malade s'est déterminé à se séparer de sa famille et à faire les frais d'un voyage onéreux, il supporte aisément certaines privations dans l'espoir d'une guérison prochaine, espoir qu'il avait perdu et que lui rendent la pensée d'un remède nouveau et la vue d'un grand nombre de personnes qui en ont déjà éprouvé les bons effets : voilà pourquoi tel malade, indocile chez lui, devient souvent aux eaux un observateur très scrupuleux des ordonnances de son nouveau médecin.

Aux thermes de Weissembourg on fait trois repas : à huit heures du matin, à midi et demi, et à huit heures du soir. Ils se composent de potage au beurre pour le déjeûner et le souper; potage, bouilli, rôti, hortolage, plat sucré et dessert, pour le dîner : régime frugal, et cependant suffisant pour satisfaire à tous les besoins.

Pour des personnes dont la maladie ordinairement apyrétique n'exige pas une diète bien rigoureuse, ces trois repas sont nécessaires; deux seulement auraient l'inconvénient de laisser parfois le corps en souffrance, surtout quand la sensibilité de l'estomac a été pervertie par l'ancienneté du mal : les douleurs dont ce viscère devient alors le siége ne se calment souvent que par l'ingestion d'aliments légers pris à de courts intervalles.

Des repas plus nombreux nécessiteraient un travail digestif qui, n'étant presque jamais interrompu, entretiendrait l'organisme dans un état de surexcitation presque continuel; et une masse totale d'aliments plus grande pourrait occasionner une pléthore.

Dans ces différents cas, la médication serait contrariée et ses résultats compromis. Quand l'heure du dîner arrive, la frugalité du déjeûner et du souper, l'intervalle assez long qui le sépare de ces derniers, le placent dans d'excellentes conditions pour être bien digéré; on peut en dire autant de l'eau minérale elle-même, qui, prise à une assez longue distance de deux repas dont le travail digestif ne peut pas être laborieux, arrive dans des viscères parfaitement reposés, et par conséquent ne peut qu'être également élaborée avec une grande facilité. Pour les personnes atteintes de gastro-entérites chroniques essentielles ou symptomatiques, les digestions, ainsi régularisées, cesseront d'être longues et pénibles; l'estomac et les intestins recouvreront l'énergie vitale que de longues souffrances leur avaient fait perdre, et enfin l'organisme sera mieux nourri malgré la moins grande quantité d'aliments qui aura été ingérée.

Ces aliments sont nutritifs et jamais irritants; parmi les viandes de boucherie, c'est le veau que l'on voit le plus souvent sur les tables : il a l'avantage de contribuer à entretenir la liberté du ventre, dont nous avons signalé l'utilité dans le traitement de Weissembourg.

Le nombre des repas, l'ordre suivi dans leur distribution, la vivacité de l'appétit par suite de leur frugalité, et le choix d'aliments très bien appropriés aux besoins des malades, sont d'excellentes garanties de bonnes digestions et d'une restauration suffisante de l'organisme. Ce régime a l'avantage, en ramenant le plus possible les organes digestifs à leur état normal, de favoriser singulièrement l'action médicatrice des remèdes ingérés, qui agissent ordinairement avec d'autant plus d'efficacité qu'ils sont élaborés par des organes plus sains : il doit donc être regardé comme un des auxiliaires les plus puissants des autres agents thérapeutiques.

Ici se termine l'histoire des conditions hygiéniques dont les malades sont entourés dans cet établissement ; le lecteur a pu remarquer l'harmonie d'action thérapeutique qui existe entre l'eau minérale elle-même et ces conditions d'hygiène : ces dernières sont telles, qu'employées seules elles pourraient déjà avoir de grands résultats, et à Weissembourg elles ne sont que des auxiliaires des eaux.

Je viens d'étudier l'action particulière et la manière d'agir de chacun des moyens de guérison dont se compose la médication qui fait le sujet de ce travail ; je vais maintenant m'occuper de leur action générale et simultanée sur l'organisme : nous verrons qu'il y a là un grand nombre de modificateurs différents, qui, agissant simultanément, constituent une médication générale d'une grande puissance, bien capable d'expliquer les cures qui s'opèrent dans cet établissement.

DE L'ACTION SIMULTANÉE SUR L'ORGANISME DE TOUS LES MOYENS DE GUÉRISON RÉUNIS A WEISSEMBOURG.

Indépendamment de l'appareil d'organes qui est le siége essentiel et primitif du mal dans les affections chroniques, l'état général de l'économie est toujours plus ou moins altéré ; c'est donc déjà une heureuse idée que celle de faire concourir à leur traitement tous les instruments de guérison qui peuvent se rencontrer dans un établissement thermal, afin d'attaquer, par une médication aussi générale que possible, des maladies qui dans leur marche tendent toujours à devenir plus générales elles-mêmes.

L'un des premiers effets que produisent les agents thérapeutiques réunis consiste en une stimulation de tout l'organisme. Cette stimulation, en agissant d'abord sur les centres nerveux, réveille l'énergie vitale qui s'éteint toujours plus ou moins dans le cours des maladies de longue durée : elle rend ainsi à l'économie affaiblie les forces nécessaires à l'accomplissement de l'acte mystérieux de la résolution ; enfin, elle se traduit dans les organes frappés de phlegmasie chronique par un léger retour à l'état aigu, et l'on sait que la guérison des inflammations aiguës s'obtient plus facilement que celle des inflammations chroniques.

En portant son action sur les appareils sécrétoires et excrétoires, le traitement excitant augmente leur activité fonctionnelle et détermine des excrétions qui contribuent à la guérison : c'est, en effet, par les évacuations abondantes qu'elle amène que s'opère le dégorgement des viscères ; la matière des congestions s'échappe alors avec facilité par la voie des selles, des urines et des sueurs, qui deviennent, dans ce cas, de véritables émonctoires par lesquels sont peut-être aussi rejetés, avec les matières usées par la vie, certains produits pathologiques, causes matérielles de l'état morbide : ces produits, accidentellement formés dans les viscères, y étaient devenus des obstacles aux efforts de la nature dans le travail auquel elle se livre pour rétablir la santé. On peut donc, sans crainte de se montrer trop humoriste, considérer ces évacuations comme venant en aide à la guérison, en purgeant, pour ainsi dire, l'organisme sans le trop surexciter. L'eau minérale, en fournissant une grande quantité de liquides aux principaux appareils d'organes sans y causer d'autres troubles, joue évidemment un grand rôle dans cette manière d'agir du traitement qui, considéré sous ce point de vue, consiste en une médication véritablement évacuante.

Ces agents thérapeutiques agissent aussi à la manière des *dérivatifs;* entrons, sur ce point, dans quelques développements. L'état morbide primitif, dans la plupart des affections chroniques, siége généralement dans la profondeur des viscères; or, les effets du traitement dont nous nous occupons consistent dans un accroissement d'énergie fonctionnelle des principaux appareils sécréteurs, dans le rappel des fluides du centre à la circonférence, et dans le rejet de ces fluides au dehors par les voies excrétoires. N'y a-t-il pas là un acte physiologique et thérapeutique qui tend à détourner le principe d'une maladie qui a son siége dans un organe essentiel à la vie, profondément placé, et à le pousser au dehors ; un acte qui tend à détourner les fluides du point de l'organisme où se trouve l'origine et le foyer du mal, soit qu'il consiste en une simple lésion vitale ou qu'il y ait déjà un commencement d'affection organique, pour le porter vers le derme ou dans les réservoirs excréteurs desquels il peut sortir avec facilité ? Cette excitation des organes sécréteurs est donc dérivative, puisqu'elle pousse vers les excréteurs le sang et les humeurs qu'elle détourne des viscères dans lesquels ils entretenaient des désordres plus ou moins graves. Enfin, cet acte physiologique, en même temps qu'il pousse au dehors ces éléments primordiaux de la maladie, ne peut-il pas aussi agir en modifiant d'une manière favorable à la guérison la vitalité viciée d'un viscère ?

Que se passe-t-il, par exemple, dans les affections catarrhales ? Une impression de froid a donné lieu à une bronchite ; cette cause a refoulé sur la muqueuse pulmonaire des fluides qui devaient naturellement s'échapper par la transpiration insensible, et tous les symptômes du catarrhe se sont manifestés. La nature seule, ou aidée par quelques boissons délayantes et légèrement diaphorétiques, par l'application des sinapismes, par une douce chaleur et un régime approprié, guérit ordinairement en amenant de la sueur ; aussi est-ce un précepte populaire, qu'il faut faire suer les malades qui se trouvent dans cet état : or la guérison, ici, est due d'abord au déplacement de la phlogose bronchique, déterminé par l'accroissement d'énergie vitale du derme et de ses dépendances, et par suite au rétablissement de l'une de ses principales fonctions, la transpiration. Il est évident que les moyens de l'art, dans ce cas, n'agissent qu'en produisant une dérivation.

D'autres fois la nature reste impuissante malgré l'emploi de ces moyens, et la maladie prend un caractère chronique, s'étend aux tissus voisins, devient générale, et, avec le temps, peut finir par se compliquer de dégénérescence organique : or, le traitement de Weissembourg, applicable alors, agit encore à la manière des dérivatifs. Le mal, dans la plupart de ces affections, siége dans la profondeur des organes, des poumons, par exemple, et l'intime liaison physiologique qui existe entre la peau et la muqueuse pulmonaire, qui explique si bien la manière d'agir de la cause morbide, explique également bien celle de la médication; c'est la facilité avec laquelle ces appareils se suppléent, au point de vue de l'exhalation dont chacun est le siége, qui fournit cette explication. Le traitement, en augmentant l'énergie vitale du derme, rappelle dans ses capillaires les matériaux de l'exhalation qui s'en étaient éloignés en se portant sur l'appareil respiratoire ; c'est de la même manière qu'il agit pour rappeler à l'extérieur un principe morbide quelconque, tel qu'une forte sueur subitement supprimée, ou un vice dartreux ou rhumatismal répercuté.

Quand la cause matérielle de la maladie ainsi déplacée est repoussée au dehors, il arrive que la force médicatrice de la nature, ainsi dégagée des obstacles qui la gênaient dans ses évolutions, et redevenue libre, opère la guérison de l'organe malade, qui revient spontanément à l'état normal.

Comme la cause des affections catarrhales remonte à la suspension des fonctions de l'appareil dermoïde, cette médication la fait cesser très rationnellement en rappelant dans les capillaires de la peau les matériaux de l'exhalation cutanée, qui se trouve ainsi rétablie.

Il nous paraît donc prouvé que la dérivation qui résulte, à Weissembourg, de la stimulation de la peau et de la nouvelle direction imprimée aux fluides, doit avoir une grande influence pour enrayer la marche des maladies chroniques des viscères.

Quant aux chances de guérison plus ou moins radicale, elles seront d'autant plus grandes que ces maladies seront moins avancées, que le traitement aura été mieux dirigé, et que les malades conserveront plus longtemps l'habitude de vivre au milieu de bonnes conditions hygiéniques.

Le traitement de Weissembourg agit aussi à la manière des *altérants*, et constitue alors ce que l'on appelle aujourd'hui une médication dynamo-chimique.

Pour exposer clairement la manière d'agir de cette médication, nous croyons utile de rappeler ici quelques-uns des points de la théorie suivant laquelle il convient d'expliquer le développement des phlegmasies chroniques avec ou sans dégénérescence organique.

Sous l'influence d'une où de plusieurs causes très variables, il se manifeste souvent un changement plus ou moins grand dans la vitalité ou dans les affinités moléculaires d'un organe : tant que ce premier désordre reste à l'état de simple lésion vitale, la seule force médicatrice de la nature peut en faire justice; si dans ces cas, inappréciables à nos sens, la nature est impuissante dans ses efforts curatifs, et surtout si les causes morbides continuent d'agir, un état véritablement inflammatoire aigu peut se manifester ; et alors la médecine expectante, seule ou aidée par les antiphlogistiques, peut encore amener la guérison.

Si cette affection inflammatoire est abandonnée à

elle-même ou mal traitée, elle devient susceptible de prendre, par le seul fait de son habitude d'être, une espèce de droit de domicile qui en rend la résolution très difficile : c'est l'état chronique. Dans ces derniers cas, la difficulté de guérir, qui est l'un des principaux caractères du mal, devient d'autant plus grande qu'il est plus ancien.

Sous l'influence des mêmes causes, et souvent de la préexistence d'un virus, cancéreux ou autre, ces maladies peuvent se compliquer de dégénérescence organique.

L'inflammation chronique d'un viscère, après être restée plus ou moins longtemps à l'état de maladie locale, se propage ensuite aux principaux appareils, et devient une affection morbide générale qui ne peut plus être combattue, avec quelque chance de succès, que par une médication générale.

Les phlegmasies chroniques consistent par conséquent dans une lésion qui a été primitivement vitale, et qui peut finir par se compliquer d'une altération matérielle profonde et générale.

Les premiers désordres survenus dans la vitalité sont donc les germes véritables des inflammations chroniques, et même des dégénérescences organiques.

Les principales transformations anormales dont nous

venons de parler peuvent s'expliquer par les lois de l'assimilation : quand, pendant l'exercice de cette fonction, la matière nouvelle qui vient prendre place dans l'organisme lui arrive altérée, l'organe devenu le siége de cette vicieuse nutrition deviendra aussi celui d'une vicieuse organisation ou d'un état morbide; et, quand cette même matière destinée à s'assimiler à l'économie lui arrivera épurée par un traitement, ce sera encore par la nutrition qu'auront lieu les transformations nécessaires pour que la guérison s'ensuive.

En conséquence de cette théorie sur la manière d'expliquer le développement des phlegmasies chroniques, la médication la plus rationnelle doit consister dans l'emploi d'agents thérapeutiques capables de pénétrer, par le plus grand nombre de voies possible, jusque dans les régions les plus profondes de l'économie, et de modifier à la fois sa vitalité et sa composition chimique : cette manière d'agir constitue le traitement dit altérant ou dynamo-chimique. Les anciens employaient dans ce but et appelaient de ce nom tous les traitements, tous les remèdes capables d'*altérer*, c'est-à-dire de corriger, de modifier la masse entière du sang, et de la débarrasser de ses *impuretés :* ils rangeaient dans cette catégorie les mercuriaux, les sudorifiques, les diurétiques, les dépuratifs, les purgatifs à petites doses et répétés, les eaux minérales, les bains, le régime, etc. Ces agents de guérison agissent en déterminant dans l'économie une secousse, une surexcitation ou une perturbation qui peut devenir, avec le temps, destructrice des entraves qui s'opposaient aux effets salutaires de la nature, ou, pour parler le langage plus physiologique des modernes, ils changent par une action chimico-vitale, lente, prolongée et souvent inappréciable aux sens, la composition des solides et des fluides. En portant leur influence jusque dans les parties les plus intimes des viscères, ils modifient leur sensibilité organique viciée, ils parviennent à détruire la cohésion des éléments morbides matériels que les forces vitales perverties y ont accumulés, éléments morbides matériels repoussés ensuite, et rejetés au dehors par la puissance médicatrice de la nature qui a recouvré toute sa force vitale en recouvrant, par suite de cette médication, toute sa liberté d'agir.

Ainsi peuvent être détruites certaines phlegmasies chroniques ; ainsi peuvent disparaître les germes des dégénérescences organiques, et être rendues à leur état normal les affinités moléculaires dont la lésion a été le point de départ de la maladie; ainsi, enfin, peut être enrayée la marche des maladies organiques les plus avancées.

Ces remèdes agissent donc en changeant la composition de l'organisme : dans le cas de tuberculisation des poumons, par exemple, il peut y avoir diminution ou suspension de nouvelle formation de la matière tuberculeuse, et celle qui se trouvait déjà déposée dans ces organes peut être absorbée ; les parties les plus liquides commencent à disparaître, les autres se resserrent, et, après avoir subi diverses transformations, elles finissent aussi par être absorbées ou réduites en une espèce de cicatrice qui, n'étant plus le siége d'un travail morbide, ne peut plus réagir d'une manière fâcheuse contre le parenchyme au milieu duquel elle se trouve.

Nous demanderons maintenant si les agents thérapeutiques qui se trouvent réunis à Weissembourg n'agissent pas, dans leur ensemble, de la façon que nous venons de décrire, c'est-à-dire à la manière des altérants. L'eau minérale ne mérite-t-elle pas d'être mise en première ligne de ces moyens ? A peine arrivée dans l'estomac, elle réveille l'activité des vaisseaux absorbants, qui s'en emparent avec une grande avidité et la portent dans le torrent circulatoire ; quand elle a subi le changement que son mélange avec le fluide sanguin devait amener, elle passe dans le système des vaisseaux capillaires, ce foyer de la nutrition, et, après y avoir éprouvé une nouvelle transformation, elle se répand dans tout l'organisme, dans les liquides comme dans les solides, et leur communique les changements qu'elle a subis elle-même. A ces phénomènes succèdent des évacuations abondantes, généralement regardées comme une dépuration salutaire.

Les influences météorologiques et le régime agissent de la même manière, et l'ensemble de tous ces moyens constitue une médication générale qui, par sa généralité même, est très propre à combattre des maladies qui compromettent l'ensemble de l'économie.

La conclusion définitive de tout ce que nous venons d'écrire sur les moyens de guérison qui se trouvent à Weissembourg, qu'ils agissent isolément ou réunis, est donc que la puissance curative du traitement suivi dans cet établissement résulte de l'action combinée de leurs propriétés stimulantes, dérivatives et surtout altérantes.

Les guérisons ainsi obtenues sont plus ou moins complètes suivant la gravité qu'offrait la maladie et suivant que le traitement a été plus ou moins bien administré. Nous avons déjà eu l'occasion de le dire : dans les cas les plus simples, une seule cure peut suffire ; dans ceux qui sont plus graves, le traitement peut n'être d'abord que palliatif, et les symptômes reparaître après un laps de temps plus ou moins long. Mais si, dans ces cas, l'on a soin de continuer les remèdes assez longtemps, si l'on y revient les années suivantes; si les malades, une fois rentrés chez eux, vivent au milieu de bonnes conditions hygiéniques, la force médicatrice de la nature travaillera alors avec succès à une guérison plus ou moins définitive, et, avec le temps, l'habitude, qui est une seconde nature, confirmera et assurera la guérison de la même façon qu'elle avait primitivement assuré la durée de l'état morbide.

Quant aux individus qui ne pourront retirer de l'usage de cette médication qu'un résultat palliatif, ils auront encore à s'en applaudir, car ils lui devront le ralentissement de la marche et des progrès de leur maladie, la diminution de leurs souffrances et la prolongation de leur vie.

Pour se rendre compte de l'effet palliatif de ce traitement dans les cas de dégénérescence incurable, il faut se rappeler que le parenchyme qui environne la portion désorganisée d'un viscère est toujours dans un état de phlegmasie chronique, ou au moins d'irritabilité plus ou moins intense; et, si c'est l'appareil respiratoire qui est le siége de la maladie, la muqueuse bronchique est en outre dans un état catarrhal plus ou moins ancien ; quant à la partie dégénérée elle-même, la tuberculisation, si c'est cette forme qu'elle affecte, tend toujours à faire des progrès, et elle envahit avec d'autant plus de facilité et de rapidité les régions voisines, qu'elles sont elles-mêmes dans un état phlegmasique plus prononcé. Si, par une médication telle que celle de Weissembourg, on parvient à guérir plus ou moins radicalement l'élément inflammatoire du parenchyme et l'état catarrhal des bronches, il est évident que l'on enlèvera à la portion désorganisée du viscère malade l'une de ses principales conditions d'extension. Donc, dans les cas de tuberculisation, s'il n'y a pas de moyen direct de la faire disparaître, on peut, par le traitement que nous venons de décrire, retarder le ramollissement et la suppuration, en défendant autant que possible le viscère affecté des fluxions nouvelles qui hâteraient la marche de la maladie.

Pendant que l'organisme est soumis dans ses parties les plus intimes à l'influence du traitement de Weissembourg, pendant que les changements plus ou moins appréciables dont je viens de parler ont lieu, il se passe assurément dans la profondeur des viscères d'autres phénomènes plus cachés qui échappent à nos moyens d'investigation : ainsi, nous savons bien que le premier effet visible de cette médication est une stimulation générale ; nous avons bien aussi de bonnes raisons de croire que cette stimulation détermine un accroissement d'énergie vitale des appareils organiques, et particulièrement des organes sécréteurs ; mais les phénomènes subséquents sont moins positifs, moins faciles à apprécier, et le *modus faciendi* de la nature dans ces opérations mystérieuses plus difficile à expliquer. Des produits pathologiques sont-ils extraits de tous les points de l'organisme malade, et rejetés au dehors ? Les phénomènes critiques par lesquels la nature paraît terminer heureusement un grand nombre de maladies, pourraient être apportés à l'appui de cette opinion ; mais on a beau examiner les matières excrétées, jamais on n'y a trouvé ces produits pathologiques ; et lors même qu'on les y aurait trouvés, ils ne nous éclaireraient que sur quelques résultats matériels, et nullement sur la nature des mouvements vitaux qui leur donnent lieu, ce qui serait cependant le point le plus essentiel à éclaircir.

Nous avons dit : Le traitement de Weissembourg cause d'abord une excitation générale de tous les appareils d'organes, et ensuite des évacuations abondantes qui ont lieu particulièrement par le tube digestif, les voies urinaires et les sueurs. Ces appareils sécréteurs et excréteurs paraissent donc jouer ici le rôle de dépurateurs ; c'est sur eux que l'eau thermale agit avec le plus d'énergie, et c'est par eux que semble avoir lieu l'élimination des éléments morbides qui entretiennent la maladie. Si ces matières rejetées ne renferment pas réellement les produits pathologiques qui ont causé et entretenu la maladie, en suspendant la combinaison physiologique entre les molécules dont se compose l'organisme, elles sont au moins certainement une des conséquences du travail qui se passe alors dans la profondeur des viscères, et elles doivent toujours être considérées comme des produits devenus étrangers et dont le séjour dans l'organisme, d'abord inutile, ne tarderait pas à y devenir dangereux.

Pour opérer et assurer les guérisons, le traitement de Weissembourg agit donc comme la nature : cette dernière assure la guérison des maladies aiguës en débarrassant l'économie, par certaines voies excrétoires, des détritus dont le séjour ne tarderait pas à compromettre l'existence ; et le traitement par les eaux assure celle des maladies chroniques en éliminant, par les mêmes voies, certains produits devenus également dangereux.

Il est des eaux minérales dont l'usage n'est suivi de ces éliminations critiques et salutaires que plus ou moins longtemps après le retour des malades dans leurs foyers : la résolution, dans ces cas, se fait sans crise apparente et par une opération de même nature, sans doute, mais dont la marche fort lente est difficile à apprécier. Dans l'établissement du docteur Muller, au contraire, ces éliminations se manifestent promptement, se soutiennent pendant toute la durée du traitement, et même plus ou moins longtemps après que les malades ont quitté l'établissement.

Dans ce traitement les tissus malades ont été modifiés tantôt par l'action particulière de tel ou tel agent thérapeutique, et tantôt par une influence générale et commune de tous ces agents réunis : par suite de cette action médicatrice multiple, l'économie tout entière recouvre l'énergie vitale qu'elle a perdue depuis longtemps, et l'appareil d'organes primitivement et essentiellement malade revient à l'état normal par la part qui lui revient de cette influence générale et salutaire, ainsi que par une espèce d'entraînement à bien fonctionner quand tous les autres viscères fonctionnent bien autour de lui.

Il nous paraît facile de concevoir maintenant tout ce que le traitement de Weissembourg doit avoir d'influence pour enrayer la marche des phlegmasies chroniques des tissus membraneux et parenchymateux, et particulièrement celles de l'appareil respiratoire, ainsi que pour combattre les dégénérescences organiques qui en sont trop souvent la suite.

Je ferai une dernière réflexion. Les guérisons opérées dans la plupart des établissements thermaux ne s'obtiennent, comme à Weissembourg, que quelques mois ou même quelques années après que les eaux ont été prises; ce fait, qui résulte de l'observation des praticiens, ne peut plus être contesté. L'impulsion une fois donnée à l'organisme, le travail de résolution commence et dure plus ou moins longtemps, même après l'administration du remède. Les médecins qui ont dirigé ces traitements ont seuls pu observer en même temps les effets physiologiques qu'elles ont produits pendant la durée de la *cure;* mais à cela s'est bornée leur mission. L'étude des phénomènes qui se manifestent lorsque les malades sont de retour dans leurs foyers serait cependant pleine d'intérêt; elle compléterait l'histoire des connaissances cliniques dont l'ensemble pourrait seul permettre de bien connaître la marche de la maladie, la manière d'agir du traitement, et même de répandre quelques lumières sur sa nature. Cette seconde étude revient aux médecins ordinaires des malades, qui sont, à leur tour, seuls en position de les observer, jusqu'à ce que leur rétablissement ne laisse plus rien à désirer, ou jusqu'à leur nouveau départ pour un établissement thermal, s'ils en ont encore besoin.

Le traitement des maladies chroniques par les eaux minérales, pour être suivi de tout le bien qu'il peut produire, exige donc, comme nous l'avons déjà fait pressentir, le concours et une entente parfaite entre le médecin des eaux et le médecin ordinaire du malade. Ce n'est pas en allant à tel ou tel établissement thermal sur l'invitation d'un médecin que l'on ne doit pas revoir, ou même, ce qui arrive encore trop souvent, sur l'invitation de personnes étrangères aux sciences médicales, que l'on pourra espérer de bons résultats de cette médication. Le traitement d'une affection chronique par une eau minérale quelconque se composant d'abord d'une ou de plusieurs cures dans un établissement thermal, et ensuite, durant l'intervalle de ces cures, d'un traitement à domicile, il faut nécessairement, dans l'intérêt des malades, qu'ils commencent par faire au médecin des eaux l'historique de leur maladie, et que, de retour dans leurs foyers, ils fassent connaître à leur médecin ordinaire ce qu'ils ont fait et éprouvé aux eaux, afin que ce dernier puisse juger avec connaissance de cause ce qui lui reste à faire pour achever une guérison qui n'est souvent que commencée. Un seul et même esprit doit diriger ces médecins dans l'administration de ces deux traitements, et il faut absolument qu'ils marchent ainsi d'accord ; à cette condition seule, les malades recueilleront les fruits d'une médication qui pourra amener alors de grands et salutaires effets.

Ici se termine le travail que je m'étais proposé de faire sur les thermes de Weissembourg : sous le rapport des services qu'ils peuvent rendre, comme sous celui de leur bonne organisation, ils m'ont semblé mériter d'être placés, dans les ouvrages de science, à côté des établissements d'eaux minérales les mieux accrédités.

Cette étude m'a en outre fourni l'occasion d'exposer, sur la direction des établissements thermaux et sur l'emploi des ressources médicales qu'on peut y trouver, quelques idées générales qui, je l'espère, ne seront pas sans utilité.

FIN.

www.ingramcontent.com/pod-product-compliance
Ingram Content Group UK Ltd.
Pitfield, Milton Keynes, MK11 3LW, UK
UKHW020337230726
13925UKWH00002B/834